원예치료 방법

의료서비스, 휴먼서비스,
지역사회 프로그램과 연계

Rebecca L. Haller · Christine L. Kramer 편집
최영애 역

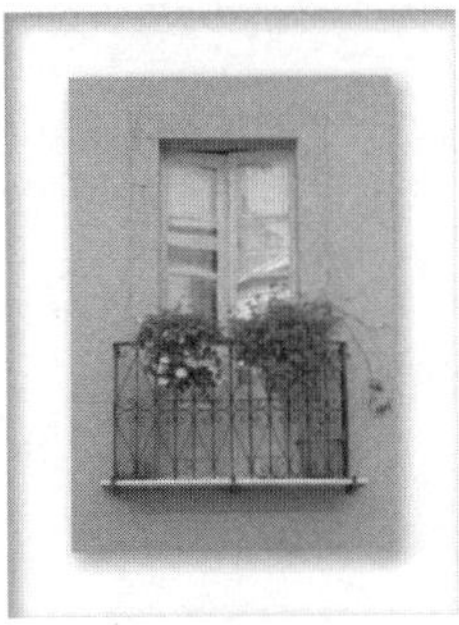

학지사

Horticultural Therapy Methods

by Rebecca L. Haller & Christine L. Kramer

역자 서문

원예치료와 13년을 함께하면서 가장 중요하게 배운 것은, 삶은 점진적 반복에 의한 과정이라는 점입니다. 그 과정에서 태풍도 만나고 해충도 만나게 되지만, 그럼에도 불구하고 성장을 통해 자신의 꽃을 피우고 열매를 맺고 다시 땅으로 돌아가게 됩니다. 이러한 자연계의 큰 순환의 의미가 담겨 있는 내용을, 이 책에서는 식물과 원예활동을 실제적으로 이용해 참여자들과 구체적으로 풀어 나가는 전문적 영역으로서의 원예치료 방법을 보여 주고 있습니다.

원예학이라는 식물을 연구하는 자연과학의 한 분야에 의해 원예치료가 도입된 이후, 원예치료가 가지는 인문사회학적 배경, 즉 인간에 대한 이해가 부족한 채 10여 년의 시간이 흘러 왔습니다. 그 결과 지금 우리나라 원예치료의 현실은 원예치료를 전반적인 원예활동으로 한정짓고 있다고 봅니다. 이러한 상황에 몸과 마음과 영혼을 증진시키는 과정으로서의 원예치료를 정확한 이론에 근거해 실천한 이 책을 번역하게 되었습니다.

원예치료는 원예치료(Horticultural Therapy)입니다.

그 자체로 필요한 이론적 구조와 내용에 의한 '방법' 까지 갖추고 있습니다. 이 책은 30여 년의 원예치료 실천을 바탕으로 원예치료사가 갖추어야 할 전문성에 관해 쉽고 간략하게 설명하고 있습니다. 이를 계기로 보다 명확한 이론적 바탕 위에서 원예치료가 여러 분야로 확장되기를 희망합니다. 미래 사회에서 원예치료는 기존의 의료서비스와 더불어 휴먼서비스 분야와 지역사회에서 요구하는 웰니스(wellness, 건강함)를 담당하게 될 것입니다.

마지막으로, 원예치료만의 독특함을 본문에서는 다음과 같이 표현하고 있습니다. "자연의 의식(ceremony)은 삶이란 우리가 우리의 목적을 즉시 이룰 수 있는지의 여부로 판단하는 일련의 활동이라기보다는 하나의 과정이라는 것을 우리에게 가르친다."라고 얘기한 J. S. Rice의 말에서 원예치료는 과정이며 우리의 삶 역시 과정임을 알 수 있습니다.

번역은 전체적인 흐름에 맞춰 유연하게 용어를 바꿔 가며 이해를 돕도록 했으며 오랜 경험과 선견지명으로 이 책의 번역을 허락해 주신 김진환 사장님께 감사드리고, 이세희 차장님께도 고마운 마음을 전합니다.

2010년 여름

치유의 풍경인 청산리 바닷가에서

원예치료학 박사 최영애

추천의 글

원예치료가 국제 의료서비스 사회의 소중한 일원으로 성장해 가고 있음은 이 책의 내용으로 보아 분명히 알 수 있다. 지난 45년에 걸쳐서 관찰을 해 오고 원예치료의 점차적인 발전에 때때로 참여할 기회를 가져온 나의 생각에서 보면, 자원봉사 원예가들의 독자적 활동에서 훈련된 정식 전문가들을 포함한 인정된 치료 양식에 이르기까지 전문가나 자원봉사자들의 필요를 충족시키는 분명하고 간결한 책의 출판을 보게 된 것은 즐거운 일이다. 이 책은 원예치료의 기본을 전달하는 훌륭한 틀을 제공할 것이므로 의료서비스 분야와 원예 분야의 교육자에게 유용할 것이다. 동시에 이 책은 독자를 다른 정보의 자원으로 이끌 것이며, 미래 성장을 위해 필요한 부분을 충족하도록 할 것이다.

저자들은 경험이 많은 실무자이자 교육자다. 그런 만큼, 이론과, 적용, 이 분야의 영향력을 이해하는 전문가들이나 자원봉사자들로서 의료서비스나 원예로부터 이 분야로 들어서는 이들에게 도움이 될 중요한 문제들을 찾아내고 탐구할 수 있었다. 이 책은 원예치료의 성장에 귀중한 기여를 하였으므로, 나는 원예치료의 기술과 지식을 얻고 그들의 작업을 통해서 그것들을 공유하기 위해 들여 온 헌신에 대해 저자들을 칭찬하고 싶다.

Paula Diane Relf 박사(HTM)
버지니아 공과대학교, 명예교수
인간-식물 협의회 회장

편집자 서문

이 책은 실천의 기술과 과정을 설명함으로써 치료와 인간발달을 위해 원예를 사용하는 것의 가치를 증진시키기 위해서 여러 해에 걸친 경험과 교육을 기초로, 편집자들은 관련된 전문가들이 널리 인정하는 이 방법들을 충분히 이용하도록 장려하기를 희망한다. 안내서는 참고서로 반복해서 사용하도록 쓰였으며, 학생, 교육자 그리고 효과적이고 높이 평가되는 프로그램을 제공하기 위해서 원예치료를 하는 사람들을 돕도록 쓰였다. 또한 이책은 자원봉사자와 마스터 가드너들과 같은 관심 있는 비전문가들과 공동체 원예 프로그램 리더들뿐만 아니라, 원예치료를 이용하는 다양한 의료서비스와 휴먼서비스 전문가들을 목표로 하였다.

간결함을 위해서, 책 전체에서 '클라이언트' 라는 용어는 원예치료 프로그램의 서비스를 받는 사람을 가리키기 위해서 사용된다. 그것은 소비자, 수감자, 주민, 환자, 훈련생, 학생 혹은 참여하는 모든 사람(그를 위해 프로그램이 실행됨)을 지칭하는 다양한 사람들의 대응이 가능한 용어로 의도되었다. 클라이언트가 하나의 표식이라기보다 가장 중요한 독특한 사람이라는 사실은 계속 기억해야 한다. '원예치료

(Horticultural Therapy)' 나 '원예치료사(Horticultural Therapist)' 의 약어로 'HT' 를 사용하는 것은 간결함을 위해서 책의 몇몇 부분에서 볼 수 있을 것이다. 독자는 '치료적 원예(therapeutic horticulture)' 라는 용어가 여기에서 사용되는 것은 볼 수 없을 것이다. 비록 이 용어가 영국의 'Thrive' 라는 단체에 의해서 사용되어 왔고 미국에서도 사용이 늘어나고 있지만, 편집자들은 그것을 사용함으로써 원예치료의 실천을 기술하는 것과 관련된 문제를 일으킬 것이라고 믿는다. 이 용어를 사용하는 사람들의 의도가 원예치료의 실천을 분명히 하고 그것을 인간의 성장과 웰니스를 위해 다른 이익을 주도록 원예를 사용하는 것을 구분하는 것이지만, 그 용어를 사용하는 것으로 그것들을 분명하게 하기보다는 오히려 내용을 흐리게 만들 수도 있다. 고용주, 기증자 그리고 일반인은 그 두 가지 중요한 용어의 혼용으로 더욱더 혼란스러울 수도 있다. 따라서 이 책에서 우리는 인간이나 지역사회의 발전을 지원하기 위해서 존재하는 그런 원예 프로그램들을 지칭하기 위해 '지역사회의 원예(community horticulture)' 를 사용하기로 선택했다. 이러한 유형의 프로그램 리더들은 꼭 이 책에 기술된 방법을 모두 사용할 필요는 없지만, 약술된 절차에 기초를 둔 계획하기, 리드하기, 문서 작성하기의 결과로부터 이익을 얻게 될 것이다.

이 책은 모두 5장으로 구성되어 있다. 제1장은 이후의 장에서 다룰 기술의 토론을 위해 구조를 세운다. 여기서는 전문 분야 유형과 원예치료의 정의에 대한 배경을 제공한다. 제2장에서는 원예치료 프로그램에서 사용되는 실행 과정을 약술한다. 제3장은 원예치료 회기 개발과 활동 계획하기에 대해서 어떻게 해나갈 것인가를 설명한다. 제4장은 프로그램 참여자와 기법을 설명하는데, 그 몇 가지 기법은 치료사, 트레이너, 프로그램 진행자들에게 중요하다. 제5장은 치료결과에 대한 문서 작성의 이유와 지시사항을 제공한다. 부록에는 관계되는 활동을 선택하고 목표를 작성하기 위한 아이디어뿐만 아니라 실행 과정에서 사용되는 문서의 보기와 양식이 포함되어 있다. 독자가 이 보기를 사용해서 프로그램을 실천하는 세팅에 적절한 문서를 만들 것을 희망한다.

각 장의 끝에는 주제를 더 탐구할 수 있도록 참고자료를 제공한다. 이 안내서는 실행 계획하기, 클라이언트와의 상호작용, 활동 선택과 관련된 기술에 초점을 맞춘다. 이는 실천의 너트와 볼트다. 여기에서는 원예치료 분야에 대한 포괄적인 작업이 되기 위해 노력하지 않는다. 원예치료는 또한 프로그램 운영, 개발, 자금 운영, 정원 디자인, 원예치료정원(enabling garden) 기법, 시설관리에 대한 기술도 필요하다. 원예치료 프로그램에서 마주치는 사람에게 서비스를 제공하고, 그들을 이해하는 데 더 깊이 있는 교육과 경험은 효과성을 극대화하기 위해서 반드시 필요하다. 원예치료의 계속적인 연구를 위한 여러 가지 추천 주제의 목록을 보려면 미국원예치료협회(www.ahta.org)의 '핵심 커리큘럼' 을 참조하라.

독자는 전문가들 사이에서도 제시된 주제의 많은 것들에 대해 다른 견해가 존재한다는 것을 이해해야 한다. 이 책에 제시한 견해는 각 저자의 관점을 나타내며, 미국원예치료협회나 다른 전문단체의 공식적 견해를 나타내도록 의도하지는 않았다. 편집자들은 이 책의 정보가 실천, 범위 그리고 인식에서 계속 발전하도록 치료, 재활, 웰니스를 위해 원예를 사용하는 것을 활성화시키기를 희망한다. 더 많은 사람이 유익을 경험할 수 있도록.

차 례

Contents

1

구조

서론
전문 분야 유형
원예치료의 정의
프로그램 세팅, 유형 및 목적
서비스를 받는 사람에 대한 이해
치료적 양식으로서의 원예
요약

Chapter 1

구 조

Rebecca L. Haller

서 론

정원사를 정원으로 불러내는 것이 무엇이든, 그것은 강력하고, 태고의 것이며, 무한한 가치가 있다.

Lauren Springer, 『두려움 없는 정원(The Undaunted Garden)』

원예치료는 프로그램 참여자와, 치료사 그리고 성장하는 환경과 접촉하게 되는 사람에게 긍정적이며 해 볼 만한 가치가 있는 경험을 제공한다. 이런 프로그램에 관련된 사람은 직관적으로 자연과의 관계를 맺는 데서 오는 많은 혜택과 기쁨을 알고 있다. 사람을 원예치료 활동에 끌어들이는 매력은 눈에 보이는 긍정적 효과 이외에 더 심오한 어떤 힘에서 비롯된 것일지도 모른다. 이러한 삶을 고양시키는 실천의 밑바탕에는 치료적 프로그램을 제공하기 위해 원예치료사가 사용하는 의식적인 조치들이 숨어 있다. 떠오르는 전문직으로서의 원예치료는 건강과 휴먼서비스와 관련된 많은 분야, 특히 심리학, 작업치료, 직업재활, 사회복지, 치료 레크리에이션, 교육에서 채택하고 있는 실천 기법들을 사용한다. 휴먼서비스의 다른 분야들에 적용된 이론과 과정들에 대해 많은 글들이 쓰여 있다. 원예치료를 실천하기 위한 이론적 기초는 세팅, 집단, 치료적 접근법에 따라 다양하다. 그러나 이용되는 기초 과정은 학문 분야 전반에서 비슷하다. 이러한 용인된 치료 절차를 채택하는 원예치료 실천가는 서비스와 원예치료의 질에 전체적으로 긍정적 영향을 줄 수 있다.

이 장에서는 이 책의 후반부에 약술될 기법과 과정을 토론하기 위한 기초를 제공한다. 여기에는 원예치료의 여러 가지 전문 직업을 구체화하는 일, 체계 및 원예치료에 대한 정의, 프로그램과 서비스를 받는 사람에 대한 개요, 치료적 매체로서의 원예에 대한 의미를 고찰해 보는 것이 포함된다.

전문 분야 유형

원예치료의 실천은 농업 분야에 종사하는 것이 정신질환자에게 이익이 될 수 있다는 1800년대의 믿음에서 시작하여, 1900년대에는 신체적 회복을 위한 활동과 치료법으로 정원 가꾸기를 사용하였고, 2000년대에는 많은 유형의 원예치료 세팅과 프로그램이 출현하여 발전해 오고 있다. 원예치료라는 직업에 영향을 미쳐 온, 그리고 계속해서 그 형태를 만들어 가는 실체에는 클라이언트, 즉 소비자뿐만 아니라 실천가, 교육가, 연구원, 전문 협회, 자원봉사자, 조정자와 고용주가 포함된다.

실천가

1900년대 중반부터, 원예치료는 정신건강 전문가, 작업치료사, 신체재활 전문가, 직업 관련 서비스 제공자 및 그 외의 여러 사람들에 의해 사용되어 왔다. 어떤 세팅에서, 원예치료사는 클라이언트에게 최대한의 결과와 유익을 주기 위해 다른 전문가와 제휴하여 긴밀하게 공동으로 치료한다. 새로운 아이디어와 접근 방식에 개방적이고 정보를 기꺼이 자유롭게 공유하고자 하는 실천가들이 많다는 것은 원예치료의 특징이다. 다양하고 건강한 프로그램 모형은 주로 이러한 다양한 전문가들의 헌신과 창조성의 결과다.

교육가

원예치료 교육가는 훈련 프로그램에서 연구 결과를 내기 위해 노력해 왔고, 교과과정의 내용을 통해 원예치료를 정의하도록 도움을 주었으며, 자격 기준을 세우는 데 그 역할을 잘 수행해 왔다. 역사적으로, 그리고 현재 대부분의 교육 프로그램은 대학의 원예학과나 식물학과 또는 공공정원에 기초를 두고 있다. 휴먼서비스나 의료서비스시설에서는 그런 프로그램을 거의 찾아볼 수 없다. 휴먼서비스 과정과 사회과학 과정의 비율이 더 높은 미래의 학과는 의료서비스 또는 사회서비스 분야에서 일하기를 원하는 원예치료사에게 두 개 이상의 분야에 걸친 능력을 보여 주기를 요구한다.

연구원

원예치료의 많은 혜택은 지난 50년간 출판물을 통해 많은 일화들로 그려져 왔다. 원예치료의 여러 가지 결과와 효능을 입증하는 연구가 존재하기는 하지만, 그 수는 매우 적다. 원예치료의 기초가 되는 심도 있는 연구의 필요성을 간과해서는 안 된다. 관련 학문 분야 출신의 원예치료 실천가, 교육가 및 연구원들은 완전한 사회과학적 방법을 채택하여 연구를 수행하고 그 결과를 출판하기 위해 함께 팀을 이루어야 한다. 이것은 실제로 미래의 자금운용과 고용, 우수성을 위해 중요하다.

전문가협회

미국에서 미국원예치료협회(AHTA)와 지역 지부들은 출판과 총회, 네트워킹을 통해 정보보급에 집중해 왔다. 원예치료의 경험을 발전시키고 고용의 선택권을 확장하기 위한 노력으로, 조정자와 보험 지도자뿐 아니라 의료서비스와 휴먼서비스에 원예치료에 대한 강력한 지지와 홍보를 포함시켜야 한다(Haller, 2003).

AHTA의 또 다른 중요한 활동은 자격증 교부 체계, 즉 교육, 실무경험, 전문 활동에 기초를 둔 현재의 자원봉사 전문가 등록제도를 만들고 운영하는 것이다. 이 제도에서는 원예치료에 대한 대학 학위의 희소성을 인정하여, 제도가 시작된 이후 넓은 범위의 교육과 경험에 대하여 수료증을 교부해 왔다. 모든 새로운 기준에는 현장과 조정자의 요구뿐 아니라 원예치료의 실천과 교육 선택 사항의 다양성도 고려에 넣어야 한다.

자원봉사자

1900년대 중반 이후로 자원봉사자는 교도소, 병원, 노인요양원의 거주자와 그 밖의 여러 사람들에게 일반적으로 비용을 받지 않고 정원 가꾸기 활동을 해 왔다. 가든 클럽의 회원 및 마스터 가드너들이 원예에서의 경험과 훈련을 이용하여 프로그램 개발에 특히 활동적이었다. 의료서비스와 휴먼서비스 교육은 거의 요구되지 않았지만, 결과적으로 다양한 치료적 가치가 있는 프로그램을 낳았다. 원예치료 프로그램과 자원봉사자의 서비스를 금전적 가치로 연결하는 것을 구분함으로써 관리자와 잠재적 고용주에게 생기는 혼동을 제거하는 데 도움이 될 수 있다. 훈련된 원예치료사가 지도하는 프로그램의 자원으로 자원봉사자가 봉사할 때, 지속성과 효과성의 최적 조건이 이루어진다.

조정자와 고용주

고용주는 보통 원예치료 프로그램을 운용하기 위해 추가 기금 기반 조성에 신경을 쓴다. 개인의 기부(돈, 재료, 노동), 직접 얻은 소득(식물제품을 판매하여)과 프로그램 보조금은 흔히 프로그램 기금 조성에 대단히 중요하다. 의료서비스 분야에서 보험회사는 원예치료가 활동이나 공동치료 같은 엄격한 지침에 부합할 때에만 원예치료 서비스를 보상할 수 있는 것으로 간주한다.

관리자와 보험회사, 규정 적용자가 원예치료의 실행에 대해 효과적이고 대금을 지불할 수 있다고 여기도록 하기 위해서는 범국가적으로 협동하는 다음의 조치를 취해야 한다. 즉, 강력한 연구 기반 조성, 실행에 대한 표준 치료 절차 적용, 엄격한 자격증 제도 개발 그리고 원예치료에 대한 옹호 등이다.

클라이언트

원예치료 프로그램의 서비스를 받는 사람은 프로그램이 어떻게 전개되느냐에 중요한 역할을 한다. 클라이언트 중심의 치료로 나아가는 추세와 더불어, 치료에 관계된 사람들이 치료 계획을 지시하고, 채택할 치료들과 인원의 배치, 수행해야 할 일을 선택한다. 더 많은 소비자들이 치료와 재활을 위한 도구로 원예를 이용하는 것의 유익을 이해함에 따라, 그들이 이런 서비스를 제공하는 단체들을 선택하기가 더욱 쉬워질 것이다. 예를 들어, 노인은 진행되는 활동의 선택사항으로 정원 가꾸기 프로그램을 제공하는 노인원호생활시설이나 노인요양시설에서 사는 것을 선호할 것이다. 이것은 그 단체에게 우위의 경쟁력을 제공하고, 원예치료 프로그램을 지속 또는 확장해야 할 동기를 부여할 수도 있다.

원예치료의 정의

다양하게 적용되는 비교적 새로운 전문 직업에서 예상할 수 있는 것처럼, 원예치료의 광범위한 정의에 대한 출판물들이 존재한다. 그

정의에는 유익한 모든 원예활동 경험을 폭넓게 포함하는 용어들뿐 아니라 의료서비스 용어에서의 원예치료에 대한 엄격한 기술(記述)도 포함된다(Dorn & Relf, 1995). 최근의 저자들은 정원 가꾸기에 참여하거나 수동적으로 정원에 노출됨으로써 대중이 얻을 수 있는 긍정적인 영향에 대해 대안의 용어를 사용하기는 하지만, 일반적으로 원예치료를 더욱 좁게 정의해 왔다(Matsuo, 1992; Sempik, Aldridge, & Becker, 2003).

다음의 정의는 원예치료를 정의하기 위해 많은 형태로 제시되어 있다.

> 원예치료는 원예치료 참여자의 특정 치료적 혹은 재활적 목적을 충족시키기 위해 원예활동을 이용하여 전문적으로 하는 클라이언트 중심의 치료 양식이다. 그 중심은 사회적, 인지적, 신체적 그리고/또는 심리적 기능을 최대화하고, 그리고/또는 일반적 건강과 웰니스를 높이는 것이다.

이 정의에는 Dorn과 Relf(1995)가 언급한 세 가지 요소인 클라이언트, 목적 그리고 치료 활동이 포함된다. 그들은 원예치료를 정의된 클라이언트 집단(치료나 재활이 필요하다고 규명된 사람들)에게 서비스를 제공하고, 목적을 추구하며(표준 치료 절차에 기초하여), 그것의 주요 치료 활동으로 식물의 재배를 사용하는 것으로 기술하고 있다. 이들은 원예치료와 다른 유형의 원예활동을 구분하기 위해 세 가지 요소 전체의 존재를 중요하게 언급하였다. 원예치료의 도표 모형에서, Mattson은 한 번의 회기 동안 클라이언트와 원예치료사 그리고 식물의 다양한 상호작용을 묘사하고 있다(Mattson, 1982). 이 모형에서 중요한 요소인 숙련된 원예치료사는 치료적 과정을 촉진하기 위해 식물을 사용하는 기술을 가지고 있다.

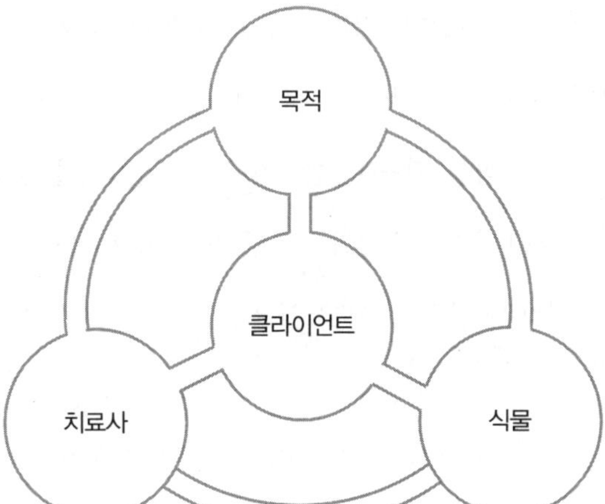

그림 1-1 실천 관점: 원예치료 요소와 과정

이 초기 모형의 적용에서는 클라이언트를 원예치료 상호작용의 과정 안에서 중심 인물로 보여 주고 있다([그림 1-1]). 클라이언트는 실행 과정의 시작이자 수용자다. 이 모델에는 클라이언트, 목적, 치료사 및 식물이라는 네 가지 요소가 있다. 클라이언트는 일반적으로 인지적, 정서적, 신체적 혹은 사회적 기능을 개선시키기 위한 중재의 필요성이 규명된 사람으로, 서비스를 받는 사람이다. 목적은 클라이언트와 치료 팀에 의해 정의된 치료 목적과 목표를 말한다. 치료사는 치료와, 재활, 웰니스를 위한 방법으로 원예를 이용하도록 훈련된 전문가, 즉 원예치료사다. 식물이라는 용어는 클라이언트에게 치료적 기회를 제공하기 위해 이용된 정원과 식물이 관련된 활동과 과제를 나타내기 위해 사용되었다. 각각의 통로를 통해 네 가지 요소는 서로 상호작용한다. 치료사는 식물을 통하거나 직접 접촉하여 클라이언트와 상호작용한다. 식물 활동은 클라이언트의 목적을 충족시키기 위해 선택된다. 클라이언트는 모든 다른 요소들과 상호작용하고 원예치료 실행 과정에서 중심이 되고 있음을 설명하기 위해 도형의 중심에 있다.

원예치료는 의도적인 원예활동이나 일, 즉 식물의 경작에 기초를 두고 있음을 주목하라. 정원과 식물을 수동적으로 누리는 것이 프로그램의 일부로 포함될 수도 있겠지만, 이러한 능동적인 참여를 배제할 수는 없다. 비슷하게, 인간과 식물의 상호작용을 통해 끌어낼 수 있는 이익을 극대화하기 위해 규정된 치료 목적과 숙련된 치료사의 창조성, 판단 및 지도가 원예치료 프로그램 실행에서 필수적인 요소들이다.

여기에 제시된 정의가 실천가들로 하여금 자신의 작업이 언제 원예치료로 확인되어야 하고 또 확인될 수 있을 것인지 알도록 도움을 줄 수 있기를 기대한다. 목적과 치료 절차가 없는 원예활동을 제공하는 프로그램은 이익이 되기는 하겠지만, 원예치료는 아니다. 원예치료의 능동적인 참여자로서 치료사는 실행을 계획하고, 회기를 개발하며, 클라이언트와 상호작용하고, 결과를 기록할 책임이 있다.

이 요소들 각자와 관계 있는 기술과 기법들은 이 책 전체에서 찾아볼 수 있다. 제시된 훈련 자료들은 이전에 정의된 치료 방식의 원예치료에 기초를 두고 있으며, 또한 그것들이 지역사회의 발전과 인간에게 주는 비치료적 혜택을 위한 도구로서 원예를 사용하는 사람의 기술을 향상시킬 것이라는 목적을 가지고 있다. 예를 들어, 위기에 처한 청소년을 위한 프로그램을 운영하는 지역의 정원 코디네이터는 분명한 목표를 적고 결과를 문서로 작성하는 것을 통해 혜택을 얻을 것이다. 비록 지역사회의 다양한 원예 프로그램이 엄격한 원예치료의 정의에 들어가지 않는다고 해도, 일반적으로 식물재배나 생리학보다는 인간에 대한 혜택에 초점을 맞추고 있다. 이 책에서 언급한 기본 방법들을 채택한다면, 지역사회 원예 프로그램 지도자는 목적을 분명히 하고, 프로그램 개발 노력에 중심을 두며, 측정 가능한 결과를 내는 데 도움을 받을 것이다. 보다 효과적인 서비스 이외에도, 신규나 지속적인 기금제공과 또 다른 잠재적 지원이 결과에 포함된다. [제시 1-1]을 보라.

제시 1-1 실천 관점: 지역사회 원예

이 책에서, '지역사회 원예'라는 용어는 개인과 지역사회의 발전을 통해 삶의 질을 향상시키기 위해 원예를 이용하는 프로그램을 말하기 위해 사용되었다. 예를 들어, 지역사회 식물원, 온실, 학교정원, 도심의 녹지, 자연센터(nature center), 치유 정원, 시골 지역 발전 프로젝트가 포함된다. 원예치료 프로그램의 경우처럼, 그 목적은 인지적, 심리적, 신체적, 사회적 이익을 포함하여 인간에게 혜택을 주는 서비스를 제공하는 것이다. 실제로 이러한 프로그램과 원예치료의 경계는 종종 모호하다.

프로그램 세팅, 유형 및 목적

원예치료 프로그램은 범위, 세팅, 의도와 치료 접근 방식에 따라 다양하다. 이런 다양성 덕택에 원예치료 프로그램은 사람에게 호소력이 있고, 그 가능성을 인정받는다. 드물게 이루어지는 원예활동으로 창턱에 놓고 기르는 식물을 사용하는 것부터 풀타임 프로그래밍과 1년 내내 재배하는 시설에 이르기까지, 원예치료 프로그램을 이용하는 각 단체의 필요와 재원에 부응하여 프로그램을 만들 수 있다.

세팅

원예치료 프로그램에는 의료서비스, 휴먼서비스, 건강 증진 또는 웰니스, 지역사회 개발이 포함된다. 세팅에는 재활치료 병원, 정신건강 시설, 발달장애나 다른 장애를 가진 사람을 위한 직업훈련센터, 교정시설, 장기요양이나 노인원호생활시설, 학교, 공동체 정원이 포함된다. 프로그램의 의도는 각각의 세팅 내에서도 다양할 수 있다. 예를 들어, 재활 세팅에서 원예치료 프로그램은 환자가 기능적인 신체적 기술이나 인지적 기술을 되찾도록 도움을 줄 수 있으며, 환자가 상실이나 삶에 변화를 주는 장애(life-altering disabilities)에 감정적으로 대처하도록 도움을 주고, 삶의 질을 향상시켜 줄 새로운 여가활동으로 안내하고 접하도록 하며, 그리고/또는 인간관계나 사회적 상호작용을 향상시키기 위한 토론의 장으로 쓰일 수도 있다. 학교 세팅에서, 발달장애를 가진 학생은 공부습관과 사회적 기술 또는 인지과정을 향상시키기 위해 원예치료에 참여할 수 있으며, 반면에 행동장애를 가진 학생은 사회적으로 적절한 행동과 의사소통 기술, 스트레스 관리 요령을 배우기 위해 원예를 할 수 있다.

유형

프로그램은 세 가지 유형, 즉 직업 관련, 치료, 사회적으로 분류될 수 있다(Haller, 1998). 직업 관련 프로그램에서는 참여자의 직업과 관련된 결과에 영향을 미치고 일자리 기술과 고용을 향상시키는 것을 추구한다. 치료적 프로그램은, 정신적 또는 신체적 질병이나 부상으로부터의 회복에 초점을 둔다. 표준 치료 접근법은 의학적 모형에 기초를 두어 채택된다. 세 번째 유형의 원예치료 프로그램은, 사회적인 것이든 웰니스를 위한 것이든, 참여자의 삶의 질 그리고/또는 참여자의 전체적인 건강을 향상시킨다.

목적

이러한 각 프로그램 내에서 참여자는 인지적(지적), 정서적, 사회적, 신체적 영역을 포함하여 잠재적으로 원예치료 서비스의 영향을 받는 발달 분야의 일부나 전체에서 구체적인 목적을 가지고 참여할 수 있다(Olszowy, 1978). 강조되는 부분은 프로그램 유형과 서비스를 받는 각 클라이언트에 따라 변화한다. 원예치료는 특별한 질병이나 장애보다는 개인의 전인적 목적 그리고 욕구와 관계가 있다.

원예치료는 프로그램 참여자의 변화를 촉진하기 위해 원예활동을 이용한다. 이 활동의 의도와 초점은 프로그램 유형과 구체적인 치료 목표에 따라서 달라진다. Hagedorn(1995)은 '적절한 원예활동의 적용'에 대해 다섯 가지 중점 사항을 구분하였는데, 생산물, 과정, 수행능력, 다른 사람과의 상호작용, 환경과의 상호작용이 그것이다. 이 각각의 접근 요소들은 원예치료의 실천에서 장점과 유용성을 가지고 있다.

생산물이나 활동의 최종 결과는 참여자에게 의미를 제공하고 동기를 부여한다. 잘 자란 화초와 체리토마토의 수확은 보람 있는 생산물로 여기지고, 결과적으로 클라이언트에게 치료의 혜택을 주게 된다. 클라이언트는 기꺼이 참여하고, 그 경험을 소중하게 여긴다.

치료적 목적은 활동을 행하는 과정에 초점을 맞춤으로써 달성될 수 있다. 원예치료 프로그램에서 일반적으로 사용되지만, 과정 그 자체가 기분을 좋게 하고 주의력을 이끌어 낼 수 있다. 원예활동의 과정에 참여함으로써 참여자는 크게 주의를 기울이지 않아도 완전하며 흐르는 듯 매료되는 느낌을 경험하고(Hagedorn, 1995), 정신적 피로에서 회복되는 결과를 얻게 된다(Kaplan & Kaplan, 1989).

활동을 수행하는 능력을 통해 개인은 자아개념을 향상시키고, 자신의 인지된 또는 실제의 능력과 통제력의 부정적인 순환을 깰 수 있다. 이러한 내적인 변화들은 다른 치료와 발달을 촉진시키는 촉매가 될 수 있다. 원예활동에 참여함으로써 변화를 위한 씨앗이 심어질 수 있다. 예를 들어, 환자는 다른 치료 절차를 더 잘 받아들일 수 있게 되고, 다양한 분야에서 발전할 수도 있다. 수감자는—원예 프로그램 이외의 분야에서도 자기개선을 주도하여—자신이 학업이나 직장에서 성공할 수 있음을 깨달을 수도 있다.

원예활동은 사회적 상호작용(interaction)을 향상시키는 데 매우 효과적인 수단이 될 수 있는 잠재력을 가지고 있다. 활동은 클라이언트와 원예치료사가 인간관계를 쌓도록 할 뿐만 아니라 참여자들 사이에서도 대화와 협동을 격려하도록 구성할 수 있다. 대화를 가로막는 장벽은 [제시 1-2]에 나타나 있듯이, 큰 노력 없이도 줄어들 수 있다.

활동을 통해 참여자는 자신의 환경과 상호작용하고, 결과적으로 어떤 면에서 환경을 바꾸게 된다. 원예 환경 속에서 개인은 자연과의 상호작용을 통해 긍정적으로 영향을 받고, 성장과 회복, 기쁨의 기회를 얻게 된다(Kaplan & Kaplan, 1989).

원예치료의 세팅, 프로그램 유형, 목적에 대한 더 자세한 기술은 『치료로서의 원예: 원리와 실천(*Horticulture As Therapy: Principles and Practice*)』(Simson and Straus, 1998)에서 찾아볼 수 있다.

제시 1-2 실천 요령: 변화 촉진하기

사회적 상호작용을 향상시키는 목적은 종종 집단 활동을 하는 동안에 다루어진다. 예를 들면 다음과 같다.

목적: 대화를 하고 있거나 대화를 시작할 때 눈 맞추기를 포함해서 의사소통 기술 향상시키기

임무: 새로운 여름 정원 만들기

과정: 집단은 포함시킬 식물과 정원을 위한 적절한 장소, 그 장소를 준비하기 위해 필요한 준비를 토론하려고 미팅을 갖는다. 식물의 식재뿐 아니라 장소를 준비하는 단계도 참가자들 사이에서 나누고 분담한다. 이것은 참가자들의 수준과 시간의 허용 범위에 따라서 몇 번의 활동에 걸쳐서 이루어질 수 있다. 새로운 정원을 만드는 과정 중 각 단계는 참가자들로 하여금 그들의 의사소통 기술 목적을 향상시키는 많은 기회를 제공한다.

기고: K. Kennedy.

서비스를 받는 사람에 대한 이해

적절하고 효과적인 원예치료 실행 프로그램을 계획하고 적용하기 위해서는 서비스를 받는 사람을 이해하는 것이 필수적이다. 많은 유형의 건강 상태와 장애의 원인, 영향, 진행상황을 아는 것이 중요하지만, 여러 가지 여건이 개인의 기능과 전반적인 건강에 어떻게 영향을 미치는지를 깨닫는 것은 더욱 유용하다. 이러한 지식은 일상에 기초한 원예치료사의 추론과 결정, 상호작용에 영향을 미친다.

실행 계획하기를 위해, 원예치료사는 참여자에게 적절하고 접근이 가능한 활동이나 적합한 활동을 개발하기 위해 특별한 유형의 질병이나 장애에 대하여, 특히 가장 중요하게는 그 개인에 대하여 충분히 알아야 한다. 비슷하게, 활동 공간의 구조나 구성은 서비스를 받는 사람의 필요와 능력에 따라 기초해야 한다. 이것은 참여자가 활동공간에 접근할 수 있도록 해 주며, 활동과 경험을 통해 도전과 문제해결 기회를 얻게 된다.

안전을 위한 고려 사항도 참여자의 신체적, 인지적 기술과 제한 요소에 대한 지식을 기초로 한다. 원예를 수행하는 매개체인 도구의 사용과 신체활동, 날씨와 햇빛에의 노출, 독이 있는 식물 재배 또는 유독하거나 위험한 프로그램 재료는 잠재적인 안전의 위험 요소들을 나타낸다. 서비스를 받는 각 사람에게 무엇이 용인되고 무엇이 용인될 수 없는지에 대해 정보에 근거를 둔 선택을 해야 한다. 많은 경우에 위험 요소를 줄이는 데 창조성이 요구된다. <표 1-1>은 기억장애가 있는 연령이 높은 노인의 안전문제에 대한 몇 가지 해결책의 예시다.

원예치료사가 특정한 집단과의 의사소통에 영향을 미치는 중요한 특성들을 잘 알고 있다면, 치료사와 클라이언트 사이의 상호작용은 개선된다. 예를 들어, 정신지체를 가진 성인과는 성인에게 적합하고 단순한 언어를 사용하는 것이 효과적이다. 청각장애를 가진 사람에게는 분명하게 말하고, 참여자를 똑바로 바라보도록 해야 한다. 중대

표 1-1 실천 예시: 안전 예방 조치

문제	해결책
햇볕에 타기 쉬운 경우	• 참가자가 선크림, 긴 소매의 옷, 모자, 선글라스를 가지고 있는지 확인한다. • 가능하다면 정원에 해가 완전히 들지 않을 때 실행을 계획하거나 그늘이 지는 곳에서 일을 수행하도록 계획한다.
먹을 수 없는 것을 섭취할 수도 있다.	• 독이 없는 식물과 프로그램용 도구를 사용한다.
걸을 때 발을 질질 끌면서 걷는다.	• 호스가 길 위에 놓이지 않도록 호스 릴을 사용한다. • 포장되거나 단단하게 다져진 표면을 사용한다.
방향 감각이 없거나 의식장애가 있을 때	• 막다른 곳이 없게 원형으로 통로를 만든다.
그릇된 판단	• 날카로운 도구에 접근하는 것을 제한한다.

기고: K. Kennedy.

주: 안전 예방 조치는 참여자의 필요와 프로그램 세팅에 따라 달라지므로 문제를 통해 생각하고 창조적인 해결책을 계획하는 것이 중요하다.

한 두뇌 부상을 경험한 사람과 대화를 할 때에는, 언어적 교육을 늘리기 위해 글이나 그림으로 된 지시사항을 제공하는 것이 유용하다.

클라이언트 집단에 대한 실제적인 기술은 『치료로서의 원예: 원리와 실천(*Horticulture As Therapy: Principles and Practice*)』(Simson & Straus, 1998)의 『2장: 원예치료 실천에서의 특별 집단(*Part Two: Special Populations for Horticultural Therapy Practice*)』에서 찾아볼 수 있다. 치료와 관련된 자료, 기능적 한계, 증상, 진단에 의한 집단의 분류에 대한 정보는 『치료 레크리에이션과 장애의 본질(*Therapeutic Recreation and the Nature of Disabilities*)』(Mobily & MacNeil, 2002)을 보라. 원예치료에서 만나게 되는 주요한 집단들에 대한 정보는 『작업치료에서의 평가에 대한 포켓가이드(*Pocket Guide to Assessment in Occupational Therapy*)』(Paul & Orchanian, 2003)에 기술되어 있다. 또한 이 책에는 병의 원인과 증세, 결과를 기술하는 각각의 상태에 대한 요약과 더불어 신체적, 심리사회적, 노인 병적, 소아과적, 발달상 진단이 기술되어 있다.

이러한 정보 이외에도, 치료사는 [제시 1-3]에 제시한 것처럼, 서비스를 받는 사람의 경험과 사회 체계를 이해해야 한다. 일반 집단에 대한 배경 정보는 각 개인에 대한 구체적인 지식, 공감과 더불어 효과적인 원예치료 프로그램을 만드는 데 필수적이다.

제시 1-3

실천 관점: 우리가 서비스를 제공하는 사람에 대한 이해, 생태학적 감정 이입의 장점

자기 심리학(self-psychology)의 창시자인 Heinz Kohut은 감정이입은 우리에게 완전하고 중요한 자신으로서의 우리 자신에 대한 경험을 제공한다(Baker & Baker, 1987; Kohut et al., 1934)고 제시했다. 그는 감정이입을 자신이 다른 사람의 경험을 비추어 볼 수 있는 능력뿐만 아니라 다른 사람의 경험을 이해하는 능력으로 정의했다. 당신이 알고 있는 어떤 사람이 인지한 당신의 어떤 특질을 말했을 때를 생각해 보라. 비록 당신이 자신에 대해서 이런 식으로 전혀 생각을 해 본 적이 없었을지도 모르지만, 당신은 즉시 당신에게 말한 것에 대해 진실을 이해한다. 자신을 비추어 보는 바로 이 순간에 우리는 누군가가 지켜보았으므로, 중요하고 가치 있게 느껴질 뿐만 아니라 우리 자신에 대한 보다 완전한 관점을 갖게 된다. Kohut은 일생 동안 우리의 심리학적 건강은 우리가 감정이입에 의해 다른 사람과 연결됨으로써 향상된다고 제시했다.

감정이입은 자신의 삶의 경험을 비추어 보고 다른 사람의 경험을 상상하는 능력을 요구한다. 유명한 문화 인류학자인 Barbara Myerhoff(1978)는 『우리의 날들을 세어라(*Number Our Days*)』에서 자신이 캘리포니아 베니스 시의 유대인 노인센터의 회원들과 노화를 연구할 때 이용했던 과정인 이미지적 동일시에 대해 언급했다.

> 여러 경우에서, 나는 일반적인 일을 수행하면서 뻣뻣한 정원용 장갑을 껴 보고, 귀마개로 귀를 막고, 나의 움직임을 천천히 하고, 그리고 때때로 내가 센터에서 찾을 수 있는 가장 무거운 신발을 신고 노인의 신체적 감각상태에 대한 나의 인식을 높여 보려고 의식적으로 노력했다. …… 그러다가 한 번은 우연히 넘어질 뻔했다. 내가 경험한 공포는 충격적이었다(Myerhoff, 1978, p. 18).

Urie Bronfennbrenner(1979)는 『인간발달의 생태학(*The Ecology of*

Human Development)』에서, 감정이입은 그 사람의 삶에 영향을 주는 체제뿐만 아니라 개인이 발전하는 체제를 바라보는 것으로도 도움을 받는다고 제시했다. 그들은 어떻게 성장했고 그들의 가족과, 학교, 교회, 지역사회 내에서 자신의 필요를 충족시키기 위해 누구를 이용할 수 있었는가? 가족 간의 의사소통 수준은 어떠했으며, 또 지역사회에서 다른 사람과의 의사소통은 어떠했는가? 그들은 고립되었을까, 소원했을까, 지지를 받았을까? 만일 그들의 부모가 직장에 다니고 있다면, 그들은 자녀의 필요를 충족시키기 위해 시간을 낼 수 있었는가? 그들이 성장한 지역은 물리적으로, 경제적으로, 또 사회적으로 어떠했는가? 더 큰 지역사회는 그들을 어떻게 여기는가? 그들의 사회 참여를 지원하고 돕기 위해 어떤 개인이나 공적 자원이 위탁되는가? 우리가 장애가 있거나, 나이가 들었거나, 교도소에 수감된 누군가와 함께 일할 때, 우리는 그나 그녀로부터 직접 이 정보를 얻지 못할지도 모른다. 그러나 연구 학술지나, 책, 영화 등과 같은 이차적인 출처를 통해 우리는 다른 사람의 입장이 된다는 것이 어떠한지를 느끼도록 도움받을 수 있다.

기고: 캘리포니아 산 라파엘(San Rafael)의 심리치료사인 Jay S. Rice 박사(Ph.D)는 임상에서 식물, 자연 그리고 치료 방식을 통합하였고, 콜로라도 주 덴버 시의 원예치료협회 특별회원이다.

치료적 양식으로서의 원예

치료적 양식(또는 매개체)으로 원예를 사용한다면, 넓은 범위의 영향과 유연성, 보편적 호소력을 포함하여 수많은 이점이 있다. 무엇이 이 매개체를 특별한 것으로 만들까?

인간의 성장을 격려한다

Charles A. Lewis는 정원사에 대한 정원 가꾸기의 긍정적인 영향을 이해하고 전달하면서 일생의 대부분의 시간을 헌신했다. 『녹색의 본성/인간의 본성(*Green Nature/Human Nature*)』(Lewis, 1996)에서 그는 인간의 성장과 웰니스를 격려하는 원예의 몇 가지 특징을 기술하였다.

여기에는 다음의 것들이 포함되어 있다.

- 창조된 물리적 아름다움에서 비롯된 높아진 자부심과 자존감
- 깊은 개인적 몰두(개인은 정원 가꾸기 과정에 깊이 참여하게 되는 경향이 있다.)
- 인내와 지연된 만족을 요구
- 자연의 힘과 리듬을 인식
- 정원사와 그들이 돌보는 식물 사이의 상호의존 또는 협력(이 공생의 관계에서, 식물은 돌봄을 받고, 정원사는 목적감을 경험한다.)
- 현대적 일정, 일시적 유행, 위협과는 대조적으로, 자연의 리듬과 정원의 동적인 안정감에 기초한 내적인 평화
- 정신적 피로와 근심으로부터 휴식을 주로 제공하는 주의집중의 기회

이러한 원예의 본래의 또는 내재된 특징들 각각은 치료 경험에 독특한 것을 제공한다.

회복을 제공한다

Rachael과 Stephen Kaplan은 정원을 포함한 자연환경은 건강을 회복시키며, 많은 다른 환경보다 지속적으로 선호된다고 말한다(Kaplan & Kaplan, 1989). 정신적 피로로부터의 복귀, 즉 회복은 자연과의 접촉의 결과로 일어난다. 덧붙여서, 정원사가 말하는 기쁨, 정신적 이완, 그리고 줄어든 스트레스 수준에 대한 경험은 궁극적으로 신체적 건강에 영향을 미칠 수도 있다. 자연환경은 사람의 신경을 다른 곳으로 돌리도록 하여 자신의 현재 문제보다는 다른 것에 집중하게 한다.

선천적인 심리적 요구를 다룬다

많은 작가들은 원예는 식물과 땅을 보편적이며, 타고난 심리적 필요성과 연결한다고 써 왔다(Lewis, 1996; Olszowy, 1978). 그 밖에 원예는 많은 이익을 제공할 수 있다.

- 식품과 다른 유용한 생산품
- 생산품을 판매한 돈이나 식품 비용의 절감

- 개선된 주변 혹은 환경
- 생리학적 조절
- 평정과 치유, 정서적 건강과 같은 심리학적 이익
- 정신적 성장
- 개선된 인간관계와 의사소통
- 다양한 이야깃거리에 대한 교육(Matsuo, 1999).

다양성을 제공한다

원예라는 매개체는 문화, 연령, 사회경제적 조건, 신체적 · 정신적 · 사회적 · 정서적 조건과 건강상태를 아우르는 탄력성을 갖는다. 활동의 범위는 계획하기, 준비하기, 식물 식재하기, 경작하기, 추수하기, 생산품 이용하기, 정원 쓰레기 재활용하기 등의 많은 측면에 걸쳐 있다. 대부분의 과제는 다양한 개인의 능력과 도전에 맞추어 바꿀 수 있다.

의미와 의도를 갖는다

원예를 이용하는 또 다른 중요한 유익은 그것이 동기를 부여하고, 평범하며 실체가 있어서 만질 수 있는 의미 있고 의도가 있는 활동이라는 것이다. 많은 사람은 정상적인 건강한 생활방식의 일부로 그 과정을 즐긴다. 이러한 현실성과 일상성은 많은 프로그램 참여자들이

표 1-2 실천 예시: 의미와 의도

개 인	의 미
요양원의 노인	정원 가꾸기는 하나의 매개체다. 그리고 문화적으로 적절한 활동이며, 이전 취미의 연장이다.
집단 수용시설의 정신지체(MR)/자폐증(DD)을 가진 성인	정원 가꾸기는 자신과 직원에게 생산품을 제공한다. 그것은 또한 하나의 활동이며, 의사소통을 하는 이웃들과 일반적인 대화의 화제다.
정신건강의 문제가 있는 외래환자	생산 활동은 가치 있는 상품을 제공하고 지역사회와 상호작용할 수 있는 기회를 제공함으로써 직업적, 사회적 기술을 제공한다.

기고: K. Kennedy.

주: 정원 가꾸기는 많은 사람의 경험과 가족사에서 흔하다. 그것은 또한 사회경제적 상황과 언어능력, 장애 때문에 만들어진 장벽을 초월한다. 그것은 주변 사람에게 가치 있는 생산품을 제공하고, 프로그램 참여자가 돌보는 사람과 공급자가 되도록 한다.

경험하는 장벽을 허물도록 도움을 준다. <표 1-2>를 보라.

정원 가꾸기는 정원사가 더 큰 것의 일부가 되게 하고, 자연과 지역사회 그리고 삶과 연결시키는 것을 가능하게 하는 하나의 과정이다. 원예치료는 이렇게 자연의 리듬과 연결된 느낌을 강화하는 경험과 직관력을 제공할 수 있다. [제시 1-4]는 원예치료 프로그램에서 자연의 방식을 이용하는 더 많은 정보를 제시한 것이다.

제시 1-4 실천 관점: 지역사회 원예

내가 샌프란시스코로 처음 이사를 했을 때, 나는 1968년 폭스바겐 버스와 인연을 맺게 되었다. 11월의 어느 날, 나는 그 차의 엔진을 혼자서 개조해 보기로 결심했다. 나는『당신의 폭스바겐을 살리는 방법』이라는 책을 샀고, 친구의 집 진입로를 사용하기로 했다(Muir, 1969). 그런데 때마침 11월의 베이 지역은 우기가 시작되는 계절이었다. 나는 두 달 동안 축축하고 차가운 콘크리트 바닥에 등을 댄 채 많은 시간을 보냈다. 기초적으로, 나는 계절에 맞춰 계획을 세우는 것이 최우선이라는 것을 배웠다. 물론 농부, 정원사, 원예치료사들은 말할 필요도 없이 계절의 순환을 통해 방향을 잡는다. 원예치료사는 자기 자신을 자연과 맞추는 것을 너무 당연하게 여겨서 이것을 제공하는 것이 현대와 최첨단의 시대에서 성장해 가는 많은 사람에게 얼마나 중요한지를 간과하기가 쉬울 것이다. 자연세계의 일부인 인간은, 자신이 자연의 주기에 어떻게 영향을 받는지를 깨닫지 못할 때, 어려움을 겪는다.

자연의 의식(ceremony)이란 우리를 계절에 맞추는 것이다. 예를 들어, 많은 사람은 추운 겨울의 몇 달 동안 더 어두운 기분으로 어려움을 겪는다. 이 상태는 때때로 SAD로 알려진 계절성 정서장애란 진단을 받을 만큼 충분히 심각하다(American Psychiatric Association, 2000). 이 상태를 치료하는 한 가지 치료법은 빛에 노출시키는 것이다. 아마도 이것이 알래스카 항공사가 겨울에 그렇게 많은 멕시코 행 항공편을 출항하는 이유일 것이다. 우리는 겨울 동안에 우리가 경험하는 어두운 기분 때문에 얻게 되는 것이 있는지 생각해 볼 수 있을 것이다. 결국, 우리가 12월의 중순쯤에 낙엽이 떨어지는 나무를 바라본다면, 우리는 그것을 우울증으로 진단하기가 쉬울 것이다. 나무엔 과일도 없고, 잎도 없고, 그저 죽음과 가까워 보일 뿐이다. 그러나 우리는 계절에 대한 나무의 반응은 땅속 깊은 곳에 있는 뿌리로 생명의 힘을 끌어 모으는 것이란 걸 알고 있다. 여기에서 나무는 에너지를 보존하고 봄의 새로운 재생을 준비한다. 아마도 1년 중 이 시기에 사람들이 어려움을 겪는 이유는 부분적으로 우리가 종종 겨울에도 마치 여름인 것처럼 살아가려고 한다는 사실 때문일 것이다. 흔히 우리는 속도를 늦추고 자연의 힘을 존중하지 않고 오히려 그것에 대항하여 밀고 나아간다.

자연의 의식(ceremony)은 삶이란 우리가 우리의 목적을 즉시 이룰 수 있는지의 여부로 판단하는 일련의 활동이라기보다는 하나의 과정이라는 것을 우리에게 가르친다. 자연에서 우리는 결실에 선행하고 뒤따르는 창조의 단계를 지킴으로써 인내심을 배운다. 자연의 의식을 통해 우리는 우리가 함께 일하는 사람이 활동의 주기, 즉 삶의 여정에서 그들이 어디에 있는가를 알아낼 수 있다(Eagle Star Blanket, 2004). 우리는 각 단계를 씨앗, 발아하기, 식재하기, 새로운 시작, 꽃 피우기, 씨 퍼뜨리기, 죽음, 퇴비 그리고 재탄생을 기다리기로 구분한다. 자연의 의식을 통해 우리는 자연적 생명주기에서 실제 경험과 은유적 반성을 통해 우리의 인간적 경험을 어떻게 자리매김할지를 배운다.

원예치료사가 이용할 수 있는 많은 형태의 자연의 의식이 있다. 당신은 함께 일하는 사람에게 씨앗을 심는 것과 함께 그것을 심는 목적도 함께 심도록 요청할 수 있다. 당신은 그들이 정원에서 잡초를 뽑고 죽은 것을 들어내는 동안 그들로 하여금 없애 버리고 싶은 것을 생각하도록 요청할 수도 있다. 또한 당신은 새로운 노력을 시작하는 시점에서 무언가를 심고 그 식물의 성장과 더불어 그들이 스스로의 발전을 이루도록 요구할 수 있다. 만일 당신이 그들의 지역사회나 가족으로부터 고립되었다고 느끼는 사람과 함께 일한다면, 당신은 사람이 땅과 연결되어 있음에 대하여 가르치는 활동을 시작하도록 그들에게 요청할 수 있다. 당신은 '태양과 토양, 식물, 바위, 공기가 어떻게 그들의 생명을 부양하는가?' '그들은 자연의 세계 어디에서 자기 자신을 보는가?'라는 의문을 숙고해 보도록 요청할 수도 있다. 또한 서로 연결되어 있다는 이러한 느낌을 나타내는 이미지들을 가꾸어 가도록 그들에게 요청할 수도 있다. 그들이 작업하는 식물에게 목소리가 있어서 그들에게 말을 할 수 있다고 그들로 하여금 상상해 보도록 요구하라. 이 식물은 그들에게 무엇을 말하고 싶어 할까? 그들은 이 식물에게 무엇을 말하고 싶어 할까? Stephen과 Rachael Kaplan은 자연은 우리가 간접적으로 주의를 돌리도록 유도한다고 설명했다(Kaplan & Kaplan, 1989). 자연은 우리의 삶의 과정을 숙고하고 계획할 수 있는 능력을 성장시킨다. 또한 자연은 하루하루 이어지는 활동에 여념이 없을 때 우리가 흔히 놓치기 쉬운 큰 그림을 우리가 볼 수 있게 해 준다. 이런 관점에서 우리는 삶의 여정에 관한 지혜에 접근할 수 있다.

기고: J. S. Rice.

다른 사람에게 영향을 준다

아마도 다른 어떤 치료적 매체 이상으로, 원예는 원예치료 서비스를 받지 않는 사람에게도 영향을 미친다. 원예치료 정원과 접촉하게 되는 모든 사람은 이 수동적인 상호작용으로부터 이익을 얻을 수 있다. 이것은 하루를 기준으로 근처의 자연과 접촉을 경험하는 주민뿐만 아니라 방문자와 관리자, 직원들에게도 적용된다.

[제시 1-5]에 제시하였듯이, 치유에서 식물의 역할과 원예환경의 중요성을 고려해 볼 때, 원예치료사가 치료를 제공하기 위해서는 필요한 치료 기술뿐만 아니라, 원예라는 매개체에 대한 견실한 이해를 가져야 함은 너무나 당연하다. 원예에서는 식물학, 토양, 실내와 실외의 정원 가꾸기 기법, 관상식물과 식량작물, 원예치료정원(enabling garden)기법, 해충 통제, 유기농 재배 방법 분야들의 기술이 필요하다. 그들은 또한 유니버셜 디자인과 온실이나 종묘장의 운영, 치료적 조경 원리에 대한 정보를 적용하는 방법을 알 필요가 있다.

원예치료를 실천할 때 가장 효과적인 실행 방법과 활동을 선택하기 위해서는 폭넓은 지식과 정원 가꾸기 경험이 필요하다.

제시 1-5 실천 관점: 식물과의 관계

치유의 정의

우리는 치유를 분명하게 정의하는 것이 다른 사람과의 작업에 중요한 영향을 준다는 것을 깨달아야 한다. 만일 우리가 치유를 누군가를 원래의 건강상태로 되돌려 놓는 것이라고 정의한다면, 우리는 흔히 실패자인 것처럼 느껴지거나 우리의 일이 거의 영향력이 없음을 발견하게 될지도 모른다. 이것은 특히 만일 우리가 장애를 가진 사람이나 노화에서 비롯된 질병을 가진 사람과 일한다면, 그런 경우가 될 수 있을지도 모른다. 치유에 대한 대안적 정의는 한 사람이 완전함의 경험과 삶의 주기에 대한 연결을 회복하는 것이다. 만일 건강에 대한 우리의 모델이 신체적인 완전함을 뜻한다면, 우리는 계속해서 어려움을 겪을 것이다. 정원에서 일을 하거나 자연 속에서의 우리의 경험에 비추어 볼 때, 국립공원의 사진 속에 완벽한 것은 거의 없다(Lopez, 1989). 만일 우리가 황무지로 들어가면 우리는 빛을 향해 용감하게 자라나지만 벼락 맞은 나무들을 발견하게 된다. 우리의 주변에서, 우리는 삶을 분명하고 정연하게 묘사하려는 우리의 영웅적인 시도에 의문을 제기하는 혼란뿐 아니라 성장의 새로운 주기를 지지하는 붕괴와 부패를 보게 된다. 만일 완전함에 대한 우리의 모델이 우리를 탄생과 삶, 죽음, 재생을 포함하는 생명을 향한 이러한 진취적이고 활기차며 때로는 혼돈되는 자연의 자극과 연결시킨다면, 우리는 우리가 함께 일하는 사람의 치유를 증진하도록 도움을 줄 것이다. 치유를 위해 필요한 것은 생명과 자연, 사회에 대한 우리의 이해로부터 출발하여 질병, 장애, 노화, 죽음을 둘러싼 우리의 믿음인 것이다(Berry, 1983; Winkler, 2003).

식물의 재배가 어떻게 치유에 대해 가르쳐 주는가

삶의 심각한 위협이나 불치의 질병과 마주하게 되면, 우리는 흔히 두려움과 우울한 감정으로 꼼짝할 수 없게 되어 삶으로부터 움츠러든다. 우리의 자기감(sense of self)은 감정적, 신체적, 정신적 그리고 영적으로 영향을 받는다(Sacks, 1984). 식물과의 관계를 쌓아 가는 것은 이러한 각각의 측면에서의 움직임을 촉진시킨다(Rice, 2001). 개인이 어떤 면에서 작아진다고 느낄 때, 그는 다른 사람에게 의미 있는 것을 제공할 능력을 잃었다고 느낄지도 모른다. 식물을 돌보는 것은 우리로 하여금 삶 또한 잘 이끌 수 있다는 물리적 확신을 제공한다(Rice, 1993). 또한 물리적으로 식물을 돌보는 것은 억눌린 정서를 위한 배출구를 제공하기도 한다. 본질적으로, 우리의 감정을 식물에게 넘겨 주는 것이 가능하다(Eagle Star Blanket, 2004). 신체활동은 우리의 기분을 고양시키는 엔도르핀의 생성을 자극한다. 식물은 우리에게 자기성찰의 기회를 제공하며(Kaplan & Kaplan, 1989), 식물과 함께 일할 때 우리는 삶의 주기에 대해 더 깊은 이해를 하게 된다. 식물은 우리에게 살아 있는 모든 것은 새로운 시작과 성장, 덧없음, 죽음 그리고 재생의 기간을 겪는다는 것을 가르쳐 준다. 우리가 식물을 가꿀 때, 식물은 우리 안에서 우리의 삶의 계절(seasons of life)과 더 깊은 연결을 키워 감으로써 보답한다. 그렇게 할 때, 식물은 모든 살아 있는 것들에 내재하는 생명의 영(spirit)과 일체화를 고취시킨다.

기고: J. S. Rice.

요 약

원예치료 분야는 빙산에 비유될 수도 있다. 클라이언트가 원예활동에 참여할 때, 작업 그리고 때때로 반응은 분명하다. 우리는 정원이 번성해지는 것을 볼 수 있으며, 참여자의 얼굴에서 집중이나 미소 또는 편안한 표정을 볼 수도 있다. 우리는 긍정적인 사회적 상호작용이나 기쁨의 표현을 들을 수도 있다. 표면 아래에 숨어 있는 것은 원예치료의 커다란 두 가지 측면인데, 즉 사람과 식물, 치료사 사이의 관계의 힘과 성공적인 원예치료 회기를 제공하는 과정과 계획하기다. 표면상 그것은 간단해 보이지만, 그 바탕에는 이 모형을 사람과 함께 일하기 위한 흥미로운 도구로 만드는 상호관계뿐 아니라 복잡한 추론과 과정이 숨어 있다. 원예치료사가 참여자의 필요와 기술에 기초하여 식물과 정원 가꾸기 활동을 계획하고 구성할 때 클라이언트, 즉 참여자는 씨앗을 심고, 땅을 갈며, 잘 익은 딸기를 맛보는 경험을 한다.

원예치료의 보이는 부분 이면에 숨어 있는 이러한 기법과 과정들은 이후의 장에 기술하였으며, 프로그램의 전 영역에 걸쳐서(약간의 수정을 하여) 적용할 수 있도록 의도하였다. 원예치료의 전문성은 다양한 실행 방법을 제공하고, 폭넓은 분야의 클라이언트 집단에게 서비스를 제공하는 직업으로 발전하였다. 많은 유형의 의료서비스와, 휴먼서비스, 지역사회 세팅에서 다양한 유형의 프로그램을 찾아볼 수 있다.

이후의 장을 위한 기초적 틀을 제공하기 위해 이 장에서는 다음의 내용을 살펴보았다.

- 원예치료의 전문성에 영향을 주는 몇 가지 것들을 토론하였다.
- 원예치료를 정의하였다.
- 원예치료 프로그램 서비스를 받는 사람을 이해하기의 중요성을 기술하였다.
- 치료와 인간발달을 위한 매개체로 원예를 사용하는 것의 고유한 가치에 대하여 몇 가지 중요한 특성을 묘사하였다.

참고문헌

Amercan Psychiatric Association (2000). *Diagnostic and statistical manual of mental disorders DSM-IV-TR (text revision)*. Washington, DC: American Psychiatric Association.

Baker, H. S. and M. N. Baker (1978). Heinz Kohut's self psychology: An overview. *American Journal of Psychiatry, 144*, 1-9.

Berry, W. (1983). *A Place on earth*. San Francisco: North Point Press.

Bronfenbrenner, U. (1979). *The ecology of human development: Experiments by nature and design*. Cambridge, MA: Harvard University Press.

Dorn, Sheri and Diane Relf (1995). Horticulture: Meeting the needs of special Populations. *HortTechnology, 5*(2), 94-103.

Eagle Star Blanket (2004). *Trail of prediction: Earth passage*. Conifer, CO: Eagle Dreams, Inc.

Gibson, Roberta (1989). *Home is the heart*. Rochester, VT: Bear and Co.

Hagedorn, Rosemary (1995). *Occupational therapy: Perspectives and*

Processes. Crawley, UK: Churchill Livingstone.

Haller, Rebecca L. (1998). Vocational, social, and therapeutic programs in horticulture. In Simson. Sharon P. and Martha C. Straus (Eds.), *Horticulture as therapy: Principles and practice* (pp. 43-68). Binghamton, NY: The Haworth Press.

Haller, Rebecca L. (2003). Advancing the practice of horticultural therapy. Unpublished presentation, AHTA Annual Conference, September 19, Victoria, British Columbia, Canada.

Kaplan, Rachel and Stenphen Kaplan (1989). *The experience of nature: A Psychological perspective*. New York: Cambridge University Press.

Kohut, Heinz, Arnold Goldberb, and Paul E. Stepansky (1984). *How does analysis cure?* Chicago, IL: University of Chicago Press.

Lewis, Charles A. (1996). *Green nature/human nature: The meaning of plants in our lives*. Urbana, IL: University of Illinois Press.

Lopez, B. (1989). *Crossing open ground*. New York: Vintage Books.

Matsuo, Eisuke (1992). What we may learn through horticultural activity. In Relf, Diane, *The role of horticulture in human well-being and social development: A national symposium* (pp. 146-148). Portland, OR: Timber Press.

Matsuo, Eisuke (1999). What is "horticultural well-being" –in relation to horticultural therapy"? In Burchett, M.D, J. Tarran, and R. Wood, eds., *Toward a new millennium in people-plant relationships*. Sydney, Australia: University of Technology, Sydney Printing Services.

Mattson, Richard H. (1982). A graphic definition of the horticultural therapy model. In Mattson, Richard H. and Joan Shoemaker (Eds.), *Defining horticulture as a therapeutic modality*. Manhattan, KS: Department of

Horticulture, Kansas State University.

Mobily, Kenneth E. and Richard D. MacNeil (2002). *Therapeutic recreation and the nature of disabilities.* State college, PA: Venture Publishing, Inc.

Muir, J. (1969). *How to keep your Volkswagen alive: A manual of step-by-step procedures for the complete idiot.* Emeryville, CA: Avalon Travel Publications.

Myerhoff, B. (1978). *Number our days.* New York: Simon & Schuster.

Olszowy, Damon R. (1978). *Horticulture for the disabled and disadvantaged.* Springfield, IL: Charles C. Thomas.

Paul, Stanley and David P. Orchanian (2003). *PocketGuide to assessment in occupational therapy.* Clifton Park, NY: Delmar Learning.

Rice, J. S. (1993). Self-development and horticultural therapy in a jail setting. Unpublished doctoral dissertation, San Francisco School of Psychology, San Francisco.

Rice J. S. (2001). A question of balance: Human-plant relations in the soul's journey. Unpublished presentation, AHTA Annual Conference.

Sacks, O. (1984). *A Leg to stand on.* New York: Touchstone Books.

Sempik, Joe, Jo Aldridge, and Saul Becker (2003). *Social and therapeutic horticulture: Evidence and Messages from research.* Leicestershire, UK: Media Services, Loughborough University.

Simson, Sharon P. and Martha C. Straus (Eds.) (1998). *Horticulture as therapy: Principles and practice.* Binghamton, NY: The Haworth Press.

Springer, Lauren (1994). *The undaunted garden: Planting for weather-resilient beauty.* Golden, CO: Fulcrum Publishing.

Winkler, G. (2003). *Magic of the ordinary: Recovering the shamanic in Judaism.* Berkeley, CA: North Atlantic Books.

2

목적과 실행 계획하기: 과정

Chapter 2

목적과 실행 계획하기: 과정

Rebecca L. Haller

서 론

이 장에서는 원예치료 프로그램에서 사용하는 실행 계획하기의 순서를 기술한다. 초점은 개인을 위한 실행 계획하기에 있지만, 이 프로그램은 집단 세팅에서 적용할 때도 유용한 접근법이기도 하다. 다른 치료들에서처럼, 원예치료에서 실행의 목적은 각각의 클라이언트로 하여금 하나나 그 이상의 분야에서 기능을 발전할 수 있도록 돕는 것이다. 결과를 측정할 수 있도록 치료사는 계획서를 만들고, 집단 내의 각 개인을 위한 성취 결과를 상세히 기록한다.

일단 누군가가 원예치료 서비스에 위탁되면, 실행 과정이 시작된다. 이것에 앞서서, 이 사람을 위한 원예치료 프로그램의 적절성에 대한 결정이 이루어진다. 보통은 케이스 매니저가 이 결정을 하는데, 사용되는 시설과 체계에 따라서 케이스 매니저의 역할에는 전형적으로 서비스에 대해 클라이언트에게 문의하기, 정보 수집하기, 치료와 결과를 통합하고 모니터하기, 치료 끝내기가 포함된다.

치료 팀

실행 과정 내내, 원예치료사는 서비스를 받는 사람의 치료에 참여하는 다양한 학문 분야의 대표자들을 포함하는 치료 팀의 일원으로 활동할 수 있다. 서로 다른 분야로 이루어진 팀(interdisciplinary team: IDT)이 많은 의료서비스, 직업 관련 그리고 교육적 프로그램 등에서 활동한다. 팀의 구성은 세팅과 개인에 따라서 다양하지만, 일반적으로 주 양육자, 치료사, 가족과 클라이언트가 포함된다. <표 2-1>은 추가적인 IDT 구성원의 보기를 목록으로 작성한 것이다. IDT의 의무에는 클라이언트를 위한 최대한의 결과를 이끌어 내는 것을 목적으로 주기적인 모임뿐만 아니라 실행 과정의 모든 단계를 시행하는 것이 포함된다. 팀 접근법을 사용함으로써 팀 구성원은 클라이언트를 하나의 온전한 인간으로 보도록 여건을 형성한다. 클라이언트를 신체적, 사회적, 심리적, 문화적, 영적 측면을 가진 독특하고 복잡한 개인으로 보는 것이다. 의료서비스와 휴먼서비스 분야에서 그 과정은 점점 더 클라이언트 중심으로 되어 가고 있으며, 클라이언트가 보살핌, 목적, 치료 선택 사항을 고른다. 클라이언트를 포함하는 팀 모임은 치료사에게 클라이언트와의 인간관계를 형성할 수 있는 기회를 제공하며, 클라이언트가 치료 과정에 참여하도록 이끈다. 원예치료사가 IDT의 일원이 아니거나 팀이 전혀 없다면, 원예치료사가 클라이언트 및 관련자들과 어떤 형태로든 정기적인 의사소통 방식을 확립하는 것이 중요하다. 효과적이고 안전한 프로그램을 구성하기 위해서는 클라이언트에 대한 사례 기록 그리고/혹은 중요한 정보에 대한 접근이 필요하다.

표 2-1 실천 예시: IDT 구성원

세팅 또는 프로그램 유형	가능한 팀 구성원(클라이언트, 가족, 원예치료사를 포함한)
공립학교	교사, 간호사, 언어치료사, 작업치료사, 상담사, 사회복지사
발달장애를 가진 사람을 위한 직업 프로그램	직업재활 전문가, 심리학자, 언어치료사, 물리치료사, 작업치료사, 간호사
노인	의사/간호사, 사회복지사, 작업치료사, 활동 전문가
정신건강	정신과의사 또는 상담사, 치료 레크리에이션 전문가, 사회복지사
신체기능 회복 훈련	의사, 물리치료사, 작업치료사, 치료 레크리에이션 전문가, 직업재활 전문가, 언어치료사

실행 계획하기의 순서

치료 팀은 클라이언트의 활동과 기대되는 결과, 또는 이루어질 성과에 대한 평가를 기초로 하여 계획을 세운다. 이것을 세팅에 따라 IEPs(개인교육계획: Individual Education Plans), IPPs(개인프로그램계획: Individual Program Plans), ITPs(개인치료계획: Individual Treatment Plans) 혹은 다른 용어로 부를 수 있다(IEP의 구성요소에 대한 더 많은 정보는 제5장의 [제시 5-1]에서 찾아볼 수 있다. 포괄적인 개인계획의 보기는 부록 E에서 볼 수 있다.). 계획은 결과에 대한 평가를 가능하게 할 뿐 아니라, 채택할 목표와 작업을 분명하게 정의하기 위해 활동에 관한 관찰 가능한 용어를 사용하여 작성된다. 또한 계획은 서비스를 받는 사람의 목적을 반영해야 한다.

다른 원칙에서처럼, 원예치료에서도 실행 과정은 <표 2-2>에 약

표 2-2 실천 요령: 실행 과정

단 계	작 업
평가	정보 수집과 분석
목적 인지	문제, 욕구, 목적의 우선순위 정하기
작업 계획(중재 계획)	측정을 위한 목표, 작업, 방법 정하기
중재	작업에 대한 계획, 원예치료 활동
문서화	(중재 단계에서 일어나는) 작업 기록하기
수정	결과에 대한 계속적 리뷰와 계획의 수정
종결	실행 종결, 결과 보고

술한 것처럼 평가에서 종료까지의 논리적 단계를 따른다.

평가 또는 정보 수집 단계를 시작하는 것은 앞으로의 모든 중재에 기초를 둔다. 이 단계에서 원예치료사는 욕구와 갈망, 능력에 기초하여 클라이언트를 위한 철저한 프로그램을 세울 수 있다. 표준화된 평가도구, 면담, 관찰 그리고/혹은 사례 기록을 통해 정보를 얻을 수 있다. 세심한 관찰과 클라이언트와의 토론 과정을 진행하다 보면, 한 가지 문제나 일련의 논점이 나타난다. 특히 많은 논점이 존재할 때, 제기할 한 가지 문제를 정하여 선택할 경우 원예치료사와 다른 팀 구성원들의 측면에서 세심한 주의, 기술 및 배려가 필요하다. 목록을 작성하고 목록에서 하나씩 배제해 나가는 과정을 통해 초점을 좁히는 것이 도움될 것이다(Buettner & Martin, 1995).

지금까지 기술된 욕구와 문제의 목록 만들기로 시작하라. 또 클라이언트의 강점과 관심사를 목록으로 만들어라. 클라이언트의 강점과 관심사를 유념하면서, 첫 목록에서 다음의 문제들을 삭제하라.

- 클라이언트에게 우선순위가 낮은 문제 (혹은 클라이언트에게 문제로 인식되지 않는 문제)
- 클라이언트의 삶의 질과는 비교적 무관한 문제
- 원예치료의 세팅이나 프로그램에서 실질적으로 다루기 어려운 문제
- 성공적으로 개선되기 어려운 문제

클라이언트와의 의사소통과 더불어, 이 과정은 보통 목록을 몇 가지 우선적인 것들로 좁혀 나가는 역할을 한다. 일반적으로 클라이언트는 한 번에 세 가지 정도의 목적을 가지고 활동하도록 추천한다. 치료에 초점을 맞출수록, 목적은 측정 가능한 결과를 얻기 쉽다. 치료에 초점을 두게 되면, 클라이언트를 계속해서 하나의 전인적 인간으로 인식할 필요성을 유지하게 된다. 사람은 다루어야 할 단순한 문제가 아니라는 것이다. 모든 상호작용과 원예치료 회기에서, 치료사는 각각의 개인과 상황은 유일하다는 점을 유념해야 한다.

클라이언트의 목적과 관심사, 꿈을 고려해야 한다. 처음에는 꿈이 비현실적으로 보일지라도, 그 열망을 향해 가는 중간의 목적 혹은 단계를 찾아라. 실제로 꿈에 도달하거나 꿈이 실현되도록 수정하는 것이 가능할 수 있을 것이다. 더욱이 자신의 꿈을 존중받은 클라이언트는 치료에 열중하는 방향으로 일할 때 더 많은 동기부여를 받을 것이다.

일단 문제의 우선순위가 정해지면, 문제를 다룰 목적을 분명하게 기술해야 한다. 일반적으로 목적은 몇 개의 단계나 일련의 노력을 통해 달성할 수 있는 장기적이고 분명한 것이어야 한다. 다음은 목적의 예다.

- 지역사회에서 독립적인 일자리 얻기
- 척추 부상 이후에 가정에서 독립적으로 정원 가꾸기

- 보살핌을 받는 세팅에서 친목 유지하기
- 학교 운동장에서 분노를 효과적으로 다루기

실행 과정의 다음 단계는 상세한 목표 또는 단기 목적과 이루어지는 작업을 포함하고 결과를 측정하는 방법을 계획하는 작업 계획이다. 이 작업 계획을 통해서 모든 관계자들은 구체적으로 어떤 행동이 요구되며, 목표 달성을 용이하게 하기 위해 어떤 행동과 상호작용이 이루어져야 하는지, 진전과 결과가 어떻게 기록되어야 하는지를 알게 된다. 치료사와 치료 팀은 문제해결 접근법을 이용하여 클라이언트가 직면한 문제를 완화시킬 방법을 체계적으로 정립한다. 다음은 작업 계획의 구성요소들을 정의한 것이다.

- 목표: 짧은 시간의 틀 안에서 무엇을 성취할 것인가를 정확히 말로 기술할 것
- 방법: 누가 어떤 상황하에서 무엇을, 어떻게, 어디에서, 언제 그리고 얼마나 자주할 것인가; 치료사가 해야 할 일과 중재를 위한 전략을 포함할 것
- 준거: 목표 달성의 양을 정한다. 예를 들어, 얼마나 많이, 얼마나 자주, 얼마나 잘할 것인가(준거가 목표 자체에 포함될 수도 있다.)
- 문서의 분류와 정리: 누가 측정하고, 무엇을 측정하며, 어디에서 또는 어떻게 그것을 기록할 것인가를 약술함

작업 계획의 중요 부분으로서, 목표는 구체적으로 짧은 시간의 틀 안에서 무엇을 성취할 것인지를 자세하고 분명하게 기술해야 한다. 목표는 구체적인 성취 기준을 포함하여 발전을 측정할 수 있도록 행동으로 기술해야 한다. 목표에는 '방법' 으로 언급된 작업을 누가, 어떻게, 무엇을 수행할 것인가를 포함해야 한다.

무엇이 좋은 목표를 만드는가? 필수적인 한 가지 특성은 목표는 논리적으로 장기적인 목적 달성으로 이어진다는 것이다. 클라이언트를 포함하여 치료 팀은 목표 선택에 신중해야 한다. 비슷하게, 목표는 그 상황에서 달성 가능하고 현실적이어야 한다. 목표는 혼란과 의견의 불일치를 피하기 위해서 정확하게 기술해야 한다. 목표는 또한 결과를 분명하게 문서화할 수 있도록 측정 가능해야 한다. 그리고 클라이언트는 참여에 동의해야 한다. <표 2-3>에 목표의 보기(이전에 언급된 장기목적을 기초로 하여)가 제시되어 있다.

목표가 모든 관계 당사자들에게 분명하고 결과의 기록을 용이하게 하기 위해서, [제시 2-1]의 지침에 따라 목표를 기술해야 한다.

표 2-3 실천 예시: 목표

장기 목적	목표의 예
지역사회에서 독립적인 일자리 얻기	명시된 온실 임무를 2주 연속해서 현재 기준율의 20% 속도 높이기(정확성을 유지하면서)
척추 부상 이후 가정에서 독립적으로 정원 가꾸기	준비된 높인 재배상에서 자루를 길게 만든 도구를 사용하여 3회기 동안 도움받지 않고 식물 심기

요 보호 시설에서 친목 유지하기	한 달 동안 회기마다 가장 최근에 들어온 '원예클럽' 회원과 가벼운 대화 시작하기
학교 운동장에서 분노를 효과적으로 다루기	휴식시간에 혼자 운동장을 산책하고 분노를 유발하는 상황과 사람에게서 떨어져서 정원에 조용히 앉아 있음으로써 4주 연속해서 시간의 90% 동안 분노 다루기

목적을 효과적으로 기술하기 위한 자세한 지침은 제5장에서 토론한다.

실행과정의 다음 단계는 중재, 즉 계획의 수행이다. 이것은 언제 원예치료가 일어나느냐, 다시 말하면 언제 원예치료사, 클라이언트, 식

제시 2-1 실천 요령: 측정 가능한 목표 정하기

목표가 실용적이려면,

1. 희망했던 행동이나 수행을 기술해야 한다. 클라이언트가 무엇을 해야 하는지, 어떤 행동이 기대되는지를 나타내야 한다. 행위 동사를 사용하고, 목표마다 하나의 행동에 초점을 맞추어야 하다.
2. 행동이 수행될 조건을 분명히 하고, 어떤 지원을 필요로 하며, 그 작업이 어디에서 수행되어야 하는지도 포함해야 한다.
3. 수행을 측정할 수 있는 준거나 표준을 포함해야 한다. 얼마나 오래, 어느 정도의 정확성으로, 얼마나 많이, 얼마나 잘 등과 같이 수용 가능한 수행의 기준을 나타내야 한다. (목표 자체에 기준을 포함시키거나 실행 계획에 각각 열거해야 한다.)

> 목표는 다른 사람들이 이해할 수 있어야 하고 희망했던 행동을 분명하게 열거해야 한다. 지지의 형태가 그 상황에 포함되지 않으면, 치료사가 무엇을 할 것인지에 대한 정보는 포함하지 말아야 된다. 이 정보는 작업 계획이나 중재 전략의 일부이지만, 목표 자체에는 포함되지 않는다.

물이 정해진 목표에 도달하려는 의도로 상호작용하느냐다. 대부분의 원예치료사와 클라이언트들에게 바로 이것이 초점이다. 가장 보람 있고 즐거운 것이 과정의 부분이다. 프로그램과 활동 계획은 항상 관계된 개인을 위한 실행 계획과 목표를 기준으로 이 단계에서 일어난다. 제3장과 제4장에서 원예치료 회기와 프로그램 참여자와의 작업에 대하여 더 세부적인 것을 제공할 것이다. 참여자와 함께 원예활동에 임하는 동안 인간관계가 형성되고 강화됨에 따라 놀라운 행동이 나타날 수 있다. 원예를 치료의 도구로 사용할 때 놀라운 것들 중의 하나는, 자연과의 관계가 참여자에게 너무나 깊고 심오하게 영향을 미칠 수 있다는 것이다. 그러므로 원예치료사는 활동 계획을 작성한 대로 실행할 뿐만 아니라, 서비스를 받는 각 클라이언트를 위해 치료적 경험을 높일 수 있는 기회에 계속 집중해야 한다.

중재와 더불어, 작업 계획에 열거된 행동은 상세히 기록된다. 기록은 계획에 따라 보존되고, 또한 기술된 목표에 대해 진전(또는 진전 없음)을 보여 주기 위해 사용된다. 기록하는 것은 목표에 따라서 적절히 달라진다. 원예치료가 이루어지는 기관이나 조직은 어떤 형태나 절차가 사용되어야 하는지에 영향을 미친다. 중요한 점은 목표와 기록이 공조된다는 것이다. 즉, 기록된 자료는 목표에 대한 발전을 측정할 수 있어야 한다는 것이다. 경우에 따라서 출석, 생산성 또는 과정과 활동에 대한 기록과 같은 추가적인 프로그램 정보를 정기적으로 기록할 수도 있다. 기록은 주관적인 인상이나 추정보다는 관찰할 수 있는 행동을 반영해야 한다. 기록은 기밀로 유지해야 하며, 치료팀과 클라이언트처럼 그 정보에 접근할 수 있는 권한을 가진 당사자들만이 기록에 대한 토론을 할 수 있어야 한다. 기록에 대한 자세한 사항은 제5장에서 논의한다.

실행 과정의 중재 단계 내내, 치료사는 클라이언트의 진전을 점검해야 한다. 탄탄한 기록 작성을 기초로 사용하여, 치료사는 성과 그리고/혹은 진척 없음을 기록하고 목표와 작업계획을 평가해야 한다. 수정 단계에서는 성장과 발전을 확실히 얻기 위해 목표 날짜, 준거, 방법 또는 심지어 목표 그 자체까지도 수정할 필요가 있을지도 모른다. 클라이언트는 기대보다 더 빠르거나 느리게 발전할 수도 있고, 최대한의 성취에 도달할 수도 있고 혹은 발전에 영향을 주는 다른 것들을 경험할 수도 있다. 만약 목표가 달성되었다면, 클라이언트는 적절한 다음 단계로 이동해야 한다. 예를 들어, '지역사회에서 독립적인 일자리 얻기' 와 같은 장기 목표를 향한 다른 단계들은 '자기주도로 일을 시작하기' 나 '혼자서 일터에 출근하기' 가 될 수도 있다. 원예치료 시행 기관은 목표와 작업 계획의 수정에 대해 절차를 구체적으로 열거할 수도 있다. 몇몇 사례에서 치료사는 통상적으로 간단한 수정에 참여한다. 다른 경우에는 IDT가 변화를 고려하기 위해 만나야만 하며, 또는 사례 관리자가 그것을 승인해야만 한다.

실행 과정의 최종 단계는 결말, 즉 종결이다. 보살핌 세팅에서 클라이언트를 배출하는 것을 포함하여 계절 프로그램의 종결, 클라이언트가 새로운 프로그램으로 진전(또는 퇴행)해 나가기, 클라이언트의 목적 또는 욕구 달성 등과 같은 다양한 이유로 원예치료 서비스는 종결될 수 있다. 다시 말해, 원예치료 참여의 종결 절차는 치료기관의 절차를 따른다. 일반적으로 치료사는 클라이언트가 변화할 준비를 할 수 있도록 도와주며, 기록을 검토하며, 목표와 성취 그리고 필요하다면 다른 서비스의 추천을 포함하는 요약 보고서를 작성할 수 있다.

요 약

원예치료는 많은 다른 배경의 다양한 세팅에서 실천된다. 이 장에서는 프로그램 참여자를 위해 측정 가능한 결과를 낼 수 있는 원예치료 서비스 제공을 위한 과정을 약술하였다. 세팅에서 치료사는 기존의 방법과 조화를 이룰 수 있도록 이 과정을 수정할 필요가 있다. 요약하면, 원예치료 프로그래밍은 우선순위가 정해진 문제를 기초로 이루어져야 하며, 목적 지향적이어야 하고, 분명하게 표현되어야 하며, 측정할 수 있는 결과를 나타내는 기록 방식을 사용해야 하는데, 이 모든 사항은 관계된 기관의 틀 안에서 이루어져야 한다. 이로써 원예치료사는 클라이언트에게 좋은 서비스를 제공하고 전문 방식으로 결과를 전달할 수 있다.

권장도서

Austin, David R. (1991). *Therapeutic recreation: Processes and techniques.* Shampaign, IL: Sangmore Publishing.

Borcherding, Sherry (2000). *Documentation manual for writing soap notes in occupational therapy.* Thorofare, NJ: Slack, Inc.

Buetter, Linda and Shelley L. Martin (1995). *Therapeutic recreation in the nursing home.* State College, PA: Venture Publishing, State College, PA.

Davis, William B., Katie E. Gfeller, and Michael H. Thaut (1992). *An introduction to music therapy: Theory and practice.* Dubuque, IA: Wm. C. Brown Publishers.

Hagedorn, Rosemary (1995). *Occupational therapy: Perspectives and processes.* New York: Churchill Livingstone.

Hagedorn, Rosemary (2000). *Tools for practice in occupational therapy: A structured approach to core skills and processes.* New York: Churchhill Livingstone.

Hogberg, Penny and Mary Johnson (1994). *Reference manual for writing rehabilitation therapy reatment plans*. State College, PA: Venture Publishing.

Mager, Robert F. (1997). *Preparing instructional objective*. Atlanta, GA: The Center for Effective Performance.

Ozer, Mark, Otto D. Payton, and Craig E. Nelson (2000). *Treatment planning for rehabilitation: A patient-centered approach*. New York: Mcgraw-Hill.

Zandstra, Patricia J. (1988). A systematic approach to horticultural therapy. *Journal of therapeutic Horticulture III*: 15-24.

3

활동 계획하기: 원예치료 회기 개발

서 론
광범위한 목적을 충족시키는 매개체로서의 원예
실행 목표를 이루기 위한 활동 및 과제 선택
활동 계획을 위한 그 밖의 고려 사항
원예자원의 효율적인 사용과 계절성을 감안하여 계획 세우기
회기 고안을 위한 자원
요 약

Chapter 3

활동 계획하기: 원예치료 회기 개발

Pamela A. Catlin

서 론

원예치료는 사람과 식물, 즉 사람과 자연의 관계를 촉진시킨다. 이 관계는 어떻게 그리고 왜 정원 가꾸기 활동이 긍정적인 인간발달을 위한 매우 강력한 촉매가 될 수 있는가에 대한 본질이다. 정원은 사람에게 자기 자신과 세상을 새로운 시각으로 볼 수 있는 수많은 기회를 제공한다. 이와 관련된 활동들은 영적 관계와 성장을 의식적으로 고양시키기 위해 사용될 수 있다. 활동을 선택할 때, 원예치료사는 이 관계를 고양시키는 자연스러운 활동을 찾기 위해 먼저 정원에 시선을 돌리는 것이 필수적이다.

이것을 명심하고, 이 장에서는 다음의 내용을 포함하는 효과적인 원예치료 활동 개발을 시작할 때의 많은 변수들을 탐구한다.

- 원예치료 프로그램에서 제기된 목적
- 치료적 목적들을 달성하기 위해 활동 또는 과제 선택하기
- 활동 선택을 위한 추가 고려 사항
- 계절적 특성을 고려한 계획하기
- 회기 고안을 위한 자원

광범위한 목적을 충족시키는 매개체로서의 원예

원예는 광범위한 호소력과 요구 기술수준의 다양함 덕분에 다양한 인구 집단 및 능력 수준의 욕구를 충족시키기에 적합하다. 성공적인 원예치료 프로그램에서 다루어지는 주요 목적 분야 중 몇 가지는 다음과 같다.

- 신체적
- 인지적
- 감각 자극

- 정서적
- 대인 간/사회적
- 공동체 통합

신체적

원예치료 프로그램에서 얻을 수 있는 신체적 유익 중 몇 가지는 얼핏 보아도 분명하다. 가장 쉽게 마음속에 떠오르는 것은 공기가 신선한 아름다운 정원에 있는 것이다. 그러나 원예치료 프로그램을 통해 다양한 신체적 목적과 목표를 이룰 수 있다. 소근육 운동기술, 대근육 운동기술, 서 있기/균형 잡기와 지구력, 기동력, 운동의 범위 그리고 힘을 유지하거나 개선하는 것이 그 예다.

흔히 치료사는 참여자가 치료실보다는 정원에서 훨씬 더 쉽게 신체적인 치료 목적을 기꺼이 수행하는 것을 발견하게 된다. 정원이 주는 친숙함, 식물에 둘러싸여 식물과 더불어 일할 때의 감각적인 자극, 식물과 일하는 데서 오는 정신의 집중, 아름다움과 수확이라는 보상 등, 이 모든 것들이 이 과정에서 한 부분을 담당한다.

인지적

인지적 유익은 다음과 같은 부분에서 볼 수 있다.

- 언어와 어휘
- 기억력
- 새로운 기술의 습득
- 논리의 정연
- 지시사항의 수행
- 문제해결
- 과제에 대한 집중

사용되는 식물의 이름과 그것이 지리적으로 어디에서 나는지와 같은 정보를 잘 활용하는 것은 프로그램을 강화하는 좋은 방법이다. 특별한 공휴일과 계절을 결합하는 것뿐만 아니라 참여자에게 시간의 범위를 줄 수 있는 식물 식재 프로젝트에 대한 진전 사항을 '점검하는 것' 과 같이, 원예치료 프로그램을 통해 시간과 장소에 대한 지남력이 촉진될 수 있다. 꼬리표에 식물의 이름, 날짜, 참여자의 이름 등을 써 넣는 간단한 과제로도 활동의 한 측면에서 몇 가지 인지적 목적을 성취할 수 있다.

감각 자극

원예치료 프로그램은 감각 자극을 제공하는 훌륭한 수단이 될 수 있다. 흔히 활동 프로그램에서 요구되는 구성요소인 감각 자극은 홍

미로운 질감, 맛 그리고 독특한 색깔을 가진 향기로운 꽃과 허브, 식물을 이용해서 얻을 수 있다. 신비한 소리를 내는 나무를 심도록 정원을 설계하거나 식물에 물이 충분하면 들을 수 있는 소리를 내는 급수 장치를 실내에 설치함으로써, 흔히 간과되는 청각적 감각을 일깨울 수 있다. 사용할 활동을 고려할 때, 감각 자극의 목적은 인지적 목적 및 정서적 목적과 연계할 수 있다. 예를 들어, 다양한 허브의 향과 맛을 나누는 시간은 참여자에게 자신의 할머니를 위해 허브를 따던 어린 시절의 기억을 자극할 수도 있다. [제시 3-1]은 향기에 대한 반응을 자세히 기술한 것이다.

정서적

원예치료 프로그램은 참여자의 자존감을 더욱 강하게 만드는 데 도움이 될 수 있다. 종종 선택과 책임이 박탈되는 상황에서, 잘 운영되는 원예치료 프로그램은 사람의 삶에 선택과 책임의 기능을 구체화시키는 안전한 방법을 제공한다. 사람이 보살핌을 받는 세팅에서, 원예치료 프로그램은 식물에게뿐만 아니라 여러 사람에게 보살핌을 제공하는 경험을 제공할 수 있다. 다양한 원예치료 세팅에서 제공하는 창조적인 표현을 위한 무제한의 기회를 통해 존중을 쌓아가는 경험을 할 수 있다. 여러 가지 수많은 취미활동 이상으로 원예활동은 모든 연령의 사람에게 적합하고, 어떠한 능력 수준에도 쉽게 맞춰질 수 있다. 연령에 맞게 잘 계획되고 적용되는 원예활동은 자존감을 높이는 결과를 가져온다.

제시 3-1 실천 요령: 향기에 대한 반응

향기는 원예치료 프로그램에서 사용하는 효과가 매우 큰 도구가 될 수 있다. 그러나 향기에 대한 모든 사람의 반응이 독특하다는 것을 아는 것이 중요하다. 사람마다 코 안의 후각 수용체가 똑같이 분포되어 있지 않기 때문에 어떤 사람은 다른 사람보다 향기 속의 어떤 구성 성분을 더 잘 감지하고, 또 이 때문에 사람마다 향기를 다르게 경험하게 된다. 한 집단에 레몬 장미향의 제라늄을 제공하고, 그들에게 냄새 맡은 것을 말해 보도록 요구해 보라. 어떤 사람은 장미향을 맡을 것이고, 다른 사람은 레몬 향을 더 우세하게 맡을 것이며, 또 다른 사람은 다른 향기를 맡을 수도 있다.

문화적 배경은 어떤 냄새가 좋게 느껴지는지 불쾌하게 느껴지는지에 영향을 줄 수 있다. 예를 들어, 특정한 음식에 대한 문화적 경험은 로즈마리, 오레가노, 세이지와 같은 요리용 허브를 즐길 것인지 멸시할 것인지에 영향을 미친다.

또한 향기는 특정한 때, 장소, 사람에 대한 기억과 관계된 감정을 불러일으키는 강력한 힘을 가지고 있다. 치료사는 보통 행복하고, 즐겁고, 위로를 주는 연상(聯想)을 의도하지만, 그에 대한 감정상의 반응은 긍정적일 수도 있고 부정적일 수도 있다. 그 연상이 불유쾌하고 불편하거나 슬플 때를 대비하는 것이 중요하다. 치자나무 꽃은 고등학교 시절 댄스파티의 즐거웠던 기억을 상기시킬 수도 있고, 누군가에게는 매년 어머니 날마다 치자나무 꽃 장식을 주었던, 최근에 세상을 떠난 남편을 생각나게 할 수도 있다. 이런 일이 있을 경우, 원예치료사는 연민을 가지고 대처해야 하며, 그 사람이 그 기억에 대한 자신의 감정을 표현하도록 해야 한다.

때때로 그 연상이 어떤 경험과 연결되기도 한다. 특정한 식물이나 꽃에 대한 선호도는 그 상황에 대한 개인의 인식과 관계가 있다. 이것을 매우 극적으로 설명해 주는 식물이 플렉트란투스(Plectranthus), 즉 '장미 허브(Vick's Plant)'다. 보통 그것은 아팠을 때 어머니가 박하뇌(menthol)로 문질러서 편안해졌던 것을 기억하는 사람에게 긍정적인 느낌을 유발한다. 어떤 사람은 그 냄새를 비참한 느낌과 연결지어서 그 식물을 전혀 좋아하지 않는다. 참여자가 긍정적인 느낌을 주는 꽃이나 식물을 선택할 수 있도록 다양한 선택권을 제공하는 것이 도움이 된다.

기고: K. Kennedy.

원예치료사는 분노/공격성을 조절하는 데 감정적 이점을 제공하는 프로그램을 구성할 수 있다. 신체적 활동을 통해 분노나 공격성에서 발견되는 에너지를 이용하도록 하며, 생산적인 방향으로 돌리도록 할 수 있다. 정원을 준비하기 위한 땅 갈기, 잡초 뽑기, 갈퀴질로 낙엽 모으기, 흙 섞기, 화분 닦기 등은 이 분야의 성공적인 활동의 예다.

매일은 아니더라도, 참여자에게 주간으로 식물의 성장과 변화의 모습을 찾아보도록 격려하는 계속적인 원예활동을 통해 인생에 대해 바람직한 시각을 갖는 감정적 이익을 얻을 수 있다. 식물을 씨앗부터 번식시키는 순환의 주기가 이 과정의 좋은 예다. 초점은 씨앗 심기에서 수확으로 점차 변화해 갈 수 있다. 이러한 프로젝트를 통해 인생의 목적 및 경이감과 관련된 것들을 제공할 수 있다. 정원 세팅은 또한 자연과 연결되어 있다는 느낌과 생명의 주기에 대한 깨달음을 통해 영적 연결감을 고양시킨다. [제시 3-2]를 보라. 웰니스 분야에서,

자연이 대부분의 사람에게 제공하는 정서적으로 원기를 회복시키는 연결감은 빠르고, 스트레스가 쌓이는 작업 환경에서 안정적 힘이 될 수 있다.

제시 3-2 실천 관점: 영적 연결감

원예치료 프로그램은 참여자가 영적 연결감을 탐구할 수 있는 이상적인 세팅이며, 이것은 완전히 변형될 수 있다. 조직화된 종교와 혼동되어서는 안 되는 영성(spirituality)은 자신의 주위 환경, 다른 사람 그리고 생명의 자연적 주기와 연결되어 있다는 느낌을 갖는 것이다. 역사가 기록되어 온 만큼이나 오랫동안, 인간과 식물의 영적 연결감은 모든 형태의 예술에서 나타난다. 빠르게 변해 가는 인간이 만든 세상, 즉 전형적인 제도적 세상에서 삶은 균형을 잃어 가는 것처럼 보이지만 자연에는 질서가 있다. 새, 나비, 벌과 꽃 사이의 상징적 관계 또는 꽃의 완전함은 사람이 평화의 느낌을 되찾도록 도움을 줄 수 있으며, 그것들이 하나의 부분을 이루는 세상에 대한 경외감과 관심을 새롭게 하도록 도움을 줄 수 있다.

대인 간/사회적

원예치료 프로그램은 많은 면에서 사회적 유익을 제공할 수 있다. 참여자가 집단 회기를 위해 모일 때 가장 단순하고 자연스럽게 일어나는 것이 사회화다. 꽃이 만발한 식물을 보여 주었을 때, 말하기를 시작하거나 프로젝트에 참여하기 시작하는 위축된 개인에 대한 많은 일화적 보고가 있다. 더 섬세하게 보면, 사회화는 다음과 같은 것들을 통해 일어날 수 있다.

- 함께하는 정원 일을 통해 가족 간의 방문 늘리기
- 한 번의 회기를 위한 프로젝트 창조하기
- 잡초를 뽑으면서 다른 사람과 대화하기
- 정원의 수확물을 다른 사람과 나누기
- 정원 가꾸기 프로젝트에서 다른 사람과 협동하기

또 다른 측면의 사회적 이익은 레크리에이션 또는 여가활동 기술이다. 연령이나 능력에 상관없이 모든 사람은 여가활동이라는 배출구가 필요하다. 정원 가꾸기는, 새롭게 배운 기술이든 오랜 시간 좋아할 수 있는 취미이든 간에, 훌륭한 여가활동이다. 정원 가꾸기는 사람이 앉아 있는 생활방식에서 벗어나도록 동기를 부여하고 도움을 줄 수 있다. 정원 가꾸기는 혼자서도 할 수 있고 다른 사람과 협동해서 할 수 도 있으며, 가정이나 시설에 미적인 면을 추가할 뿐 아니라 건강에 좋은 식단을 제공하도록 도움을 준다. 여가활동의 기술로써 식물과 함께 일을 하는 것은 많은 다른 '비장애인' 과 인간관계를 맺는 흔한 방법이며, 장애를 가진 많은 사람이 자신의 개인적인 여가활동에서 맞닥뜨릴 수도 있는 수치심을 줄여 준다.

공동체 통합

정원 가꾸기(실내와 실외)는 대중의 최고 여가활동 중 하나이기 때문에, 원예를 통해 사회에 통합될 수 있는 많은 기회를 클라이언트에게 제공한다. 지역의 원예시설 방문, 지역 원예클럽 참여 또는 지역의 품평회와 지역사회의 화원에 참여하기가 여기에 포함된다.

녹색산업의 고용주들(종묘장, 조경회사 등)은 정원의 유지 관리, 식재, 물 주기와 같은 기본적인 원예기술을 가진 사람이 필요하기 때문에 원예는 지역사회 내에서 일자리를 제공할 수 있다. 예를 들어, 위기에 처한 청소년, 발달장애나 외상성의 뇌손상을 가진 사람, 교도소에 수감된 사람들에게 서비스를 제공하는 많은 프로그램들은 직업 세팅에서 클라이언트와 직접 일함으로써 직업훈련의 기회를 제공한다.

공동체 통합에서 토론하는 전반적인 목적 중 몇 가지를 다루기 위해 사용할 수 있는 아이디어와 활동은 부록 A와 D에서 찾아볼 수 있다.

실행 목표를 이루기 위한 활동 및 과제 선택

효과적인 원예활동을 선택하고 각각의 클라이언트가 자신의 목표에 더 가까이 갈수 있도록 하기 위해서는 다음을 고려해야 한다.

- 활동은 치료(treatment)를 위한 도구다.
- 프로그램의 유형은 활동이나 과제 선택에 영향을 끼친다.
- 치료 쟁점/목적들은 무엇을 할 것인가를 선택하는 데 가장 중요한 고려 사항들이다.
- 각각의 참여자는 다양한 배경과 기술, 관심사를 가지고 있다.
- 어떤 상황에 대한 평가는 앞으로의 회기 내용을 추진할 수 있도록 정보를 제공할 수 있다.
- 프로그램의 연속성은 향상된 결과를 위해 회기들을 연결하는 데 도움을 준다.

활동을 넘어서

원예치료는 흔히 활동을 기초로 이루어지지만, 정원 가꾸기 프로젝트는 최종 목적이 아니라 치료적 과정에서의 도구일 뿐이라는 것을 기억해야만 한다. 감각 자극과 개인의 주변 환경에 대한 보다 큰 인식을 아우르는 회기의 개발은 종종 문 밖으로 무엇인가를 가지고 나오는 결과들을 위해 만든 단계들로 이루어진 정원 가꾸기 프로젝트보다 더 효과적일 수 있다. 특별한 세팅에서 하나의 활동이 기분 전환을 위해 사용될 때가 있을 수도 있지만, 흔히 원예치료 활동은 참여자가 특별한 목적을 성취하는 것을 돕기 위해 고안된다.

원예치료사가 참여자에게 치료적 집단 내에서 에너지를 확장하도록 요청할 때, 그들은 호소력 있고 유용한 활동을 만드는 것에 대해서 분명한 방안을 가질 필요가 있다(Brog & Bruce, 1991). 치료사가 그것을 사용할 때, 그 활동은 치료로 보여야 하고, 수용할 수 있는 치료적 이론과 기초에 접목되어야 한다. 치료사가 그 활동에 전념할 때, 그들은 그 활동이 가치가 있으며, 목적을 성취하도록 이끌 수 있다는 의미를 전달하는 것이다. 활동의 바람직한 특성은 다음과 같다.

- 의도적이고,
- 흥미 있고,
- 책임을 질 수 있는 기회를 제공하고,
- 에너지 투입을 필요로 하고,
- 분석이 가능한 과제이어야 하고(제4장에서 기술한 것처럼)
- 환자의 능력과 요구가 균형을 이루고,
- 시작과 끝이 있다.

프로그램이나 시설의 유형

프로그램이나 시설의 유형은 활동이나 과제를 선택할 때 중요한 역할을 한다. 다음은 원예치료를 이용하는 많은 유형의 시설들에 대한 목록과 그러한 세팅에서 전형적으로 찾아볼 수 있는 프로그램의 예다.

직업 관련 기관

직업적 프로그램에는 화분에 심기, 옮겨 심기, 물 주기, 거름 주기 등과 같은 구체적인 원예의 직업적 기술을 사람에게 중점을 두어 훈련하는 원예치료 프로그램이 있을 수 있다. 또한 원예적 세팅은 사회적 기술을 개발하는 것을 포함하여 사람에게 기본적인 직업훈련을 제공하기 위해 사용될 수 있다. 덧붙여서, 이러한 프로그램들은 새로운 여가활동 기술을 배울 수 있는 기회를 제공하는 추세이며, 이러한 경우에는 활동을 선택하기 위해 더욱 오락적이고 사회적인 접근이 필요할 것이다. [제시 3-3]은 직업적 프로그램에서 전인적 접근의 필요성을 어떻게 다루는지에 대한 예다.

제시 3-3 실천 예시: 직업적 프로그램의 목적 분야

비록 하나의 프로그램이 주요한 목적을 가지기는 하지만, 시간이 지나면서 많은 다른 분야의 목적을 다루는 것은 특별한 일이 아니다. 이것은 특별히 장기 치료 프로그램에서 그러하다. 예를 들어, 외상성 뇌손상을 입은 성인을 위한 직업학교 입학 전의 치료 프로그램에서, 가을에 있을 허브식초 판매를 위해 추수할 식물을 밭에 남겨 유지한다. 다음의 목적 분야를 다룰 수 있다.

- **신체적**: 균형, 조화 및 지구력
- **인지적**: 기억에 대한 보상 전략 시행, 계획 및 조직 기술, 쓰기 기술
- **정서적**: 분노 관리, 충동 통제, 스트레스 관리, 성공과 성취감, 자존감과 기회 늘리기
- **영적**: 자신의 환경과 연결되었다는 느낌, 삶의 균형 되찾기
- **대인 간/사회적**: 의사소통 기술, 또래와 관계 맺기, 협동, 팀워크
- **공동체 통합**: 소매시설에서의 적절한 행동(식물 구매 시), 정원을 이용하는 다른 사람과 관계 맺기
- **레크리에이션/여가활동**: 집에서 사용할 수 있는 기술 배우기, 새로운 취미에 대한 관심

기고: K. Kennedy.

장기 요양

장기 요양 세팅에서는 레크리에이션/사회적 프로그램이 종종 이용된다. 이상적으로는 활동에서 사회화, 감각적 자극, 다른 사람과의 협동 등을 증가시키는 등의 일반적인 목적을 다룰 것이다. 근육기술의 향상/유지, 인지기술 또는 시간과 장소에 대한 지남력과 같은 목적을 다루는 활동을 선택함으로써 치료에서 무엇에 중점을 두어야

할 것인지를 정할 수 있다. 이러한 초점은 집단 세팅이나 개인의 회기에서 이루어질 수 있다. 일반적으로 장기 요양에서는 기술의 유지가 목적이다. 그러나 종종 짧은 재활 기간 동안 시설에 거주하는 사람도 있다. 이런 경우에는 기술 개선에 초점을 두는 것이 보다 적합할 것이다. 장기 요양 시설에서는 대부분의 사람이 오랫동안 그곳에 머무른다. 원예치료의 관점에서, 이것은 수 주에 걸쳐서 행하게 될 활동의 기회를 제공하며, 프로그램의 연속성을 제공한다. 디시가든이나 테라리움을 위한 꺾꽂이하기나 가을의 수확을 위해 봄에 식물을 심는 것은 장기 활동의 단 두 가지 예일 뿐이다.

단기 요양 혹은 급성환자 치료

단기 요양에서 중점이 되는 것은 환자가 지구력을 쌓거나, 신체기능 향상, 의료적 시설이나 새롭게 얻은 질병에 대처하는 것이 될 수 있다. 치료사는 이러한 분야와 그 밖의 분야들에서 훈련을 제공할 수 있는 심리교육적 접근을 사용할 수 있다. 이상적으로는 환자가 머무를 수 있는 시간의 틀에 활동을 맞추어야 한다. 그러나 야외 정원에 식물 심기나 구근식물 재배하기 같은 장기간의 프로젝트를 세울 때, 치료사는 참여자가 자신이 더 큰 그림의 일부임을 이해하도록 도울 필요가 있다. 비록 그들이 추수나 꽃이 완전히 필 때까지 참여할 수는 없지만, 그들은 그 과정의 중요한 부분이며, 그 안에서 중요한 역할을 하고 있다는 것이 전달되어야 한다. 이전 프로그램 참여자들이

행한 일로부터 유익을 얻을 수도 있다. 이런 상황에서, 치료사는 환자들이 세운 목적을 상기시키고 이 목적들이 장기적 활동 중에서 작은 부분에 참여함으로써 어떻게 이루어질 수 있는지를 설명할 수 있을 것이다.

정신과적

자기관리, 삶의 기술 또는 책임감을 높이기 위한 계획(그 이후에 자존감을 쌓기)을 증진시키기 위해 은유로 식물을 사용하는 것을 치료적 중심에 두는 것은 이 프로그램들의 핵심이 될 수 있다. 활동을 하는 데는 시설의 안전에 대한 요구조건을 충족시킬 필요가 있다. 여기에는 특정한 약품에 대한 충분한 고려뿐만 아니라 사용되는 재료와 도구가 포함될 수 있다.

신체적 재활

이 세팅에서는 운동기술의 재건, 자존감, 공간적 관계, 인지적 발달, 지구력, 향상된 집중력 그리고 적응력의 이용을 중심으로 치료가 전개된다. 단기 요양과 급성환자 치료에서 찾아볼 수 있는 제안들은 이 세팅에서도 유용할 수 있다.

학교

환경과 집단 협동/교육에 대한 연구가 학교 프로그램에서 흔히 중심이 된다. 사회적 기술과 대처기술을 개발하고 향상시키는 동시에, 이러한 목적을 이룰 수 있도록 도움을 주는 활동을 선택할 수 있다. 고등학교에서의 원예치료 프로그램은 장애를 가진 학생에게 종종 사전 직업훈련을 제공한다. 이러한 프로그램에서는 기본적인 원예기술과 일 기술이 강조된다.

교정 기관

교정 분야의 프로그램은 기본적으로 직업 교육에 기초를 두고, 온실, 종묘장, 조경 분야의 고용에 요구되는 일자리 기술을 가르친다. 종종 대규모 정원들은 수감자자 노숙인 쉼터나 푸드뱅크를 통해 필요한 사람과 나눌 수 있는 채소를 재배하도록 허락하는 계획에 통합된다.

웰니스 또는 건강 증진

웰니스 분야에서는, 원예적 기초활동으로 스트레스 줄이기, 대처기술, 선택권과 통제력 되찾기에 초점을 두는 전인적 접근법을 채택한다. 자연과의 재통합은 에너지와 자기보살핌의 쇄신을 가져올 수 있다.

공동체 정원

모든 유형의 프로그램을 위한 장소로 식물원을 사용함으로써 원예치료를 지역사회의 식물원과 함께 이루어 나갈 수 있다. 많은 지역사회의 식물원은 지역사회의 발전에 역점을 두고 정원 가꾸기에 열정이 있는 사람뿐 아니라 소외된 사람에게도 봉사를 하고 있다. 코디네이터가 참여자들을 위해 구체적이고 측정 가능한 목표를 개발할 수 있고, 그에 입각한 프로그램을 만들 수도 있다. 지역사회 식물원의 시설에서 적합한 몇몇 중점 분야는 ① 적절한 영양 섭취와 관련된 교육적 초점이 맞춰진 활동, ② 삶의 기술 개발을 위해 정원에서 은유를 사용한 치료적 역할, ③ 일정에 정원 관련 레크리에이션 활동을 추가할 경우 사회적/정서적 역할을 포함한다.

욕구에 대한 평가

원예치료 활동이나 과제의 선택에 영향을 미치는 또 다른 주요소는 다루어져야 하는 개인의 욕구 혹은 문제다. 제2장에서 언급된 것처럼, 많은 세팅에서 개인이 치료를 시작할 때, 그들에게는 어떤 형태로든 욕구에 대한 평가가 주어진다. 이것으로 한 사람의 능력과 흔히 치료 문제라고 불리는 욕구 분야를 확인하게 된다. 그러한 평가로부터 나타날 수 있는 몇 가지 치료 문제의 예는 다음의 것들에 대한 욕구다.

- 사회화 증진

- 적절한 사회 기술의 증진된 발현
- 시간과 장소에 대한 지남력 증진
- 다단계의 지도를 따르는 능력 증진
- 건강한 책임감과 의사결정 기술 증진
- 인지기술 증진
- 불안감의 감소
- 감각적 자극 증진

흔히, 욕구에 대한 평가에는 능력과 치료 문제뿐 아니라 그 사람의 취미와 정원 가꾸기에 대한 관심사와 관련된 정보도 포함된다.

참여자의 배경, 좋아하는 것, 싫어하는 것

원예치료사는 또한 원예치료 프로그램을 위해 특별하게 고안된 평가서를 제공할 수도 있다. 이것은 한 개인의 관심사와 그의 실내외 정원 가꾸기에 대한 경험을 분명하게 이해하는 데 도움이 될 것이다. 정원 가꾸기가 치료적 가치를 가지려면, 그것은 반드시 참여자 개인에게 의미가 있어야 한다. 이것은 개인의 필요가 평가되고 적절한 원예의 구성요소와 올바르게 결합될 때 일어난다. 이 평가는 또한 더러워지는 것을 싫어하거나 알레르기 문제와 같은 잠재적인 난제가 있는지의 여부도 결정하게 된다. 만일 그들이 행하게 될 일에 관심이 있다면, 누군가가 참여하게 되는 것은 당연한 일이다. 원칙적으로, 원예치료사는 서비스를 받을 사람의 배경을 감안해야 하고, 그들이 과거에 어느 정도까지 원예활동을 하였는지, 그들이 어떤 유형의 프로젝트를 좋아하고 또 싫어하는지도 알아야 한다.

참여자와 일을 시작할 때, 친숙하고 즐거운 활동을 고르는 것은 개인에게 안전감과 소속감을 주는 데 도움이 될 것이다. 참여자가 어느 정도의 기간 동안 원예치료 프로그램에 참여하고 난 다음에는, 새롭고 익숙하지 않은 개념을 포함하는 활동으로 중심을 확장하는 것이 도움될 것이다. 새로운 기술과 새로운 개념을 배울 기회를 제공함으로써 참여자의 전반적인 기능 수준을 높일 수 있다. '개인 중심의 보살핌' 모형([제시 3-4]에서 언급된 것처럼)에서, 참여자에 대한 배경 경험과 지식을 이해하는 것은 그의 현재의 삶에 목적과 의미를 부여하는 데 중요하다. 이 배경 지식은 어떤 행동 뒤에 무엇이 있는지 이해하려고 시도할 때 중요하다.

제시 3-4 실천 관점: 개인 중심의 보살핌

개인 중심의 보살핌은 각 개인의 가치에 초점을 맞추는 보살핌 모형이다. 그것은 각 개인의 유일무이함에 대한 존중과 존경을 포함하며, 사람에게 자신의 삶에 영향을 미치는 결정에 참여할 수 있도록 허용한다. 전통적인 보살핌과 개인 중심의 보살핌은 질병 중심 대 개인 중심, 행동관리 대 더 신중한 승인, 보살피기 대

보살핌 함께하기, 통제와 상실 대 권한과 능력부여 프로그램 짜기, 활동 대 의미 있는 일에 종사하기 등의 면에서 구별된다. Virginia Bell과 David Troxel(1999)에 따르면, 개인 중심 보살핌의 목적은 그 개인으로의 이동이며, 훨씬 상세하게는 상실에서 성취로, 고독에서 유대감으로, 슬픔에서 즐거움으로, 혼란에서 적응으로, 걱정/불안에서 만족으로, 좌절에서 평화로움으로, 두려움에서 안전함으로, 편집증에서 신뢰로, 분노에서 차분함으로, 당혹스러움에서 확신으로의 이동이다.

상황적 평가

원예치료사는 일반 평가가 이루어진 다음에 상황에 대한 평가를 실행할 수도 있다. 개인의 실질적인 원예활동 실행에 대한 공식 혹은 비공식의 관찰이 이루어진다. 이런 유형의 평가는 개인이 각각의 활동에 어떻게 다가가고 성취해 내는지에 대하여 일련의 유용한 정보를 제공할 수 있다. 그것은 다른 치료 환경에서보다 원예치료에서 볼 수 있는 문시화 기술과 행동에 사용될 수 있다. 직업훈련의 세팅(또는 모든 과제 중심의 세팅)에서, 이것은 개인이 특정 직업 상황 내에서 지닌 직무 잠재력에 대한 자료를 수집하기 위해 사용될 수 있다. 이 과정에서, 치료사는 다음 범주의 사항을 포함하는 문서화된 업무 샘플 양식을 만든다.

- 과제
- 목표
- 필요한 공급품
- 평가자에 대한 지침
- 클라이언트에 대한 지침
- 중심 분야
- 채점에 대한 지침

수집된 자료를 통해 치료사는 참여자를 위한 훈련 프로그램의 일부로 희망하는 일자리에 요구되는 필요한 기술을 획득하는 데 도움이 될 활동이나 과제를 선택할 수 있다.

개인의 발전을 위한 프로그램의 연속성

원예치료 프로그램의 연속성은 성공적인 개인의 발전을 위한 블록 쌓기다. 프로그램이 단순한 활동을 넘어서 활동과 프로젝트가 연결되는 과정이 되고 함께 조화를 이룰 때, 개인의 성장을 위한 더 강력한 기반이 형성된다. 연속성은 무작위로 이벤트를 모아 놓기보다는 확인이 가능한 질서를 만드는 차원을 추가한다. 원예는 자연히 계절을 넘어서 진행되므로, 원예라는 매개체는 이러한 연결을 제공하기에 이상적이다. 연속성은 다음을 통해 성취될 수 있다.

- 적어도 일주일에 한 번, 규칙적인 간격으로 프로그램 짜기
- 서로 연결될 수 있는 활동을 선별하기
- 변화를 기록하고 시간과 장소를 변경하기 위해 이전의 프로젝트를 재방문하기
- 정원의 자연스러운 계절의 진행을 이용하기
- 활동은 더 큰 전체의 일부라는 것을 명심하기
- 연속적인 일 공간과 보관 장소 유지하기

활동 계획을 위한 그 밖의 고려 사항

이전에 언급된 고려 사항들 외에도, 계획자는 원예치료를 행하는 각 장소에서 이용할 수 있는 자원과 참석할 직원의 유형과 참여 인원을 감안해야 한다. 프로그램이 이루어지는 공간과 자원에 접촉하게 되는 모든 사람에게 위험이 최소화되도록 선택하는 것이 중요하다. 치료사는 활동 선택과 제시에서 유연해야 하며, 증거에 기반을 둔 실천을 해야만 한다.

세팅 안에서의 자원과 제한 요소

프로그램이 이행되는 세팅은 활동을 선별할 때 중요한 역할을 한다. 다음은 고려해야 할 중요한 요소들 중 몇 가지다.

- 활동에 허용되는 시간 범위
- 예산
- 프로그램 편성 공간의 다른 이용 갈등
- 물을 이용할 수 있는지의 가능성
- 원예에 이용할 수 있는 실내외 공간의 크기
- 시설 내 식물 재배지의 내구성
- 이용이 가능한 자원, 도구, 가구
- 참여 인원
- 프로그램 참여자가 시설에 머무르는 평균 시간(예를 들어, 단기간의 정신과 치료시설이나 여성보호시설에서는 2주가 일반적인 체류기간이다.)

직원 뽑기

활동을 하는 동안 도와줄 수 있는 직원 그리고/또는 자원봉사자의 숫자는 어떤 활동을 선택해야 할지를 결정하는 데 도움이 된다. 이상적으로 말하면, 활동 지역으로의 이동이 필요한 활동은 이동에 도움이 필요한 참여자들에게는 일대일의 직원 비율이 필요하다. 이것은 안전이 강화되고 참여자들 모두에게 함께한다는 느낌을 준다. 자원봉사자의 도움이 가능할 때, 폭넓은 재료 준비를 필요로 하는 활동은 따로 시간을 내야 한다. 일련의 단계나 절차가 포함되는 프로젝트는 필요한 지원을 제공하고 재료를 분배하는 직원의 지원이 있을 때 가장 잘 활용될 수 있다. 마지막으로, 활동 사이에 식물을 보살펴야 한다. 원예치료사에게 단지 일부의 시간이 허용되는 프로그램에서는 식물을 돌보고 물을 주는 직원 또는 자원봉사자의 헌신의 수준이 어떤 유형의 활동을 선택할 것인지를 결정하게 된다. 사용할 수 있는 인력의 정도가 높을수록 상당한 규모의 정원을 가꾸거나 실내에서 씨앗을 번식시키는 것과 같은 유지 노력이 많이 필요한 활동이 가능하다. 사용 인력이 최소한인 경우에 치료사는 활동이 끝날 때 참여자에 의해 모두 이루어질 수 있는 활동만을 공급하게 되고, 이로써 직원에 의한 사후 보살핌의 필요는 최소화된다.

위험요소 관리

활동을 선택할 때, 원예치료 프로그램에서 안전에 대해 고려되어야 할 기준이 있다. 혼란스러워하거나, 매우 어리거나, 자해를 할 우려가 있는 사람과 함께 일할 때는 독성이 없는 식물을 사용하는 것이 필수적이다. 안전하지 않은 식물의 목록은 종종 지역 독극물 통제센터와 인터넷 사이트를 통해 파악할 수 있다. 제1의 원칙은 "의심이 들면, 그것을 재배하지 마라."다. 마찬가지로, 비료나 살충제와 같은 원예 활동에서 사용하는 재료의 모든 독성 물질의 특성을 알아야 한다. 날카로운 도구나 재료를 사용하는 것 또한 특정 사람과 함께할 때에는 관심을 두어야 할 분야다. 지급품들은 직원의 감독하에서 사용되어야 하고, 활동이 끝나기 전과 후에 도구의 개수를 파악해야 한다.

염려가 되는 또 다른 분야는 광과민성(또는 햇빛에 대한 민감도)이다. 심각한 햇빛화상을 초래할 수 있는 많은 수의 약품들이 있다. 어떤 사람은 자신의 의학적 상태 때문에 더위 그리고/혹은 추위에 과민증을 가지고 있을 수도 있다. 예를 들어, 복합 경화증을 가지고 있는 사람은 기온과 관련된 문제가 있을 수도 있다. 향기가 있는 꽃, 허브 또는 잡향 혼합물을 가지고 작업할 때는, 호흡문제를 고려해야 한다. 예를 들어, 천식이 있는 사람과 함께 이러한 재료들을 사용할 때는 주의가 필요하다. 원예치료 프로그램은 흔히 음식을 먹는 것이 포함되므로, 치료사는 모든 식품에 대한 알레르기와 음식물 제한을 알고 있어야 한다.

정원과 온실, 활동 분야에서 안전은 가장 중요하다. 통로와 길은 조명이 잘 되어야 하고, 휠체어를 탄 사람이나 그 밖에 이동의 문제를 가진 사람이 쉽게 다닐 수 있도록 장애물이 없어야 한다. 교도소나 치매 치료소 혹은 정신보건 시설과 같은 곳에서는 정원과 온실에 잠금장치가 필요할 수도 있다. 초기 평가에 대한 주의 깊은 검토와 간호직원과 참여자와의 분명한 의사소통은 안전하고 성공적인 경험을 제공하는 데 필수적이다.

유연성

이 장에서 소개하는 계획에 대한 제안 외에도, 치료사는 유연한 마음 자세를 유지해야 한다. 유능한 치료사는 대안의 활동을 계획해 놓는다(Buettner & Martin, 1995).

원예치료의 분야에서는 많은 변수가 있다. 참여자의 다양성, 날씨의 변화, 직원 채용, 식물의 성장 비율은 계획에 영향을 미칠 수 있는 단 몇 가지 요소에 불과하다. 활동은 다양한 능력 수준을 가진 참여자 집단이 같은 시설에서 함께 상호작용을 하도록 조정하는 효과적인 수단인데, 이는 수정될 수 있다. 환경의 조정, 재료 바꾸기, 활동 중 일부만 실행하기 또는 제공하는 편의성의 유형이나 양 조절하기 등은 중요한 변경 요소 중 몇 가지일 뿐이다(변경과 수정에 대한 더 많은 정보는 제4장에서 찾아볼 수 있다.). 활동을 변경할 수 있다는 것은 완전한 변화가 확실할 때 당분간 한두 가지의 대안 활동을 위한 자료를 갖는 데 도움이 된다. 그런 시간의 회기를 위해 제시할 수 있는 몇 가지 활동에는 식물 손질과 거름 주기, 압화 또는 정원 꽃으로 꽃꽂이하기, 정원 빙고 게임 등이 있다. 직접 원예활동의 경험에 참여하는 사람들에게 최소한의 준비시간이 필요하다.

증거 기반의 실천

고품질의 원예치료 프로그램의 보장은 증거 기반의 실천을 통해 가장 잘 이루어진다. 이것은 효과가 있는 것으로 입증된 최신 기술로 계속해서 개정하는 것이 포함된다. 유효성이 입증된 방법을 사용할 때 치료사와 참여자에게 성공의 더 큰 가능성이 보장된다. 그것은 달리 다른 활동에 쓰일 수도 있는 시간과 재료의 절감을 통해 비용 면에서 더 효과적임이 입증된다. 이렇게 효과적인 방법에 주의를 기울임으로써 원예치료사와 프로그램에 대한 신뢰도는 증가한다. 더 많은 사람들이 원예치료 분야에서 이루어지고 있는 것에 시선을 돌릴 때, 더 많은 원예치료사들이 그들의 상황에서 무엇이 효과적이었는지를 보고하기 시작할 것이고, 원예치료 직업의 미래를 형성하는 데 도움이 될 것이다. 증거 기반의 정보에 대한 한 가지 중요한 출처는 미국원예치료협회(AHTA)다. 미국원예치료협회는 연례 총회뿐 아니라 『치료적 원예 저널(*Journal of Therapeutic Horticulture*)』과 수많은 정보 패킷을 발행한다. 그 밖의 자료로 원예치료와 관계 분야에 대한 지역 회의, 원예치료 강좌를 제공하는 대학과 기관, 그 분야의 동료 학자들 등을 포함한다. 다음의 목록은 증거기반의 실천을 행해야 할 이유를 제공한다.*

---

* 기고: S. Sieradzki.

- 소비자에게 품질보장
- 최고의 기술을 사용할 수 있도록 계속적인 개정
- 유효성이 입증된 방법 사용
- 소비자와 제삼자 비용 납부자에게 보다 비용 효과적
- 원예치료 직업에 대한 신뢰도 증가
- 가능한 최고의 일을 하고 있다는 것을 아는 데서 오는 자부심
- 보상의 증가로 더 많은 원예치료 직업을 가능케 함
- 덜 효과적인 방법을 제거하는 능력
- 원예치료 직업의 미래를 형성하는 데 도움이 됨

회기에 대한 리뷰

각각의 회기에 대한 리뷰는 회기의 사전 준비와 과정을 통한 주의 깊은 사고만큼이나 중요하다. 리뷰의 과정은 치료사가 다음의 회기를 준비하도록 도움을 준다. 이러한 절차는 프로그램의 전반적인 효과를 향상시키며, 참여자의 욕구가 가능한 최상의 방식으로 다루어지고 있음을 보장한다. 많은 변수가 치료 경험의 결과에 영향을 미칠 수 있다. 시간, 장소, 활동과정과 치료사를 포함하여 원예치료 회기의 각 구성 요소에 대해 질문을 함으로써 평가하라. [제시 3-5]는 회기에 대한 리뷰 고려 사항이다.

리뷰 과정은, 원예치료 회기의 효과성 향상에 미치는 잠재적 영향

력 때문에, 가치 있는 노력이다. [제시 3-5]에 제시한 질문에 답변을 함으로써, 회기에 영향을 미치는 그러한 개별적 요소들을 찾아내는 것이 가능하다. 이에 대한 이해를 바탕으로, 치료사는 효과가 없는 것을 더 쉽게 바꾸기 시작할 수 있다. 자신의 세팅에 대해 생각하고, 자신의 상황에 존재하는 모든 변수를 사용하여 자신을 위한 점검목록이나 리뷰 양식을 만들어라.

제시 3-5 실천 요령: 회기 리뷰

회기의 적기(timing)를 잘 살펴보고 시작하라. 여러분은 최대한 조력자를 가졌는가? 예를 들어, 식사, 약품, 이동(내부나 외부)등의 도움이 참여자의 기민함이나 집단 활동에 집중할 수 있는 능력에 영향을 미칠 수 있다. 회기 동안 도움을 제공하거나, 이동을 도와주는 직원을 이용할 수 있느냐의 여부는 치료사가 회기 동안 얼마나 도움을 이용할 수 있느냐 만큼이나 성공에 영향을 미칠 수 있다. 또 회기를 언제로 할 것인가에 따라서 많은 변수들이 영향을 받는다.

같은 방식으로 활동의 공간이나 장소를 평가하라. 공간의 크기와 참여자가 편안하게 활동할 수 있는지를 살펴보라. 집단 활동을 편리하게 할 수 있도록 좌석이 배치되었는가? 조명과 온도는 알맞은가? 정신을 산만하게 하는 것은 없는가? 참여자 집단에 특별히 해당되는 다른 의문들을 고려하라.

회기 동안, 즉 활동 과정에 어떤 일이 있었는지를 살펴보라. 의도한 결과가 나타났는가? 모든 사람이 가능한 최대한의 수준으로 참여할 기회를 가졌는가? 최대의 참여에는 충분한 재료와 도구, 적절한 수정, 예상치 못한 일에 대한 준비가 포함된다. 또한 거기에는 각 참여자들의 안전을 위한 시각적 점검, 언어적 자극 등의 의지할 만한 조력이 필요한 목표를 이룰 수 있도록 도움을 주는 자원봉사자나 직원의 충분한 지원이 포함된다. 참여자가 성급했는가 아니면 토론과 활동을 위한 적절한 시간이 있었는가?

아마도 회기에 대한 리뷰에서 가장 어려운 점은 치료사가 자기 자신의 활동, 게으름 또 치료 기간 중에 사용된 어휘들을 정직하게 바라보는 것일 것이다. 예를 들어, 지시사항이 적절한 수준과 논리적 순서로 제시되었는지를 생각해 보라. 사용되는 목소리의 어조는 겸손한 체하기보다는 공손하였으며, 딱딱하고 거북하기보다는 참여자에게 용기를 주는 것이었는가? 바람직한 결과를 얻기 위해 최고의 리더십이 사용되었는가? 참여 집단은 활동적이었는가? 참여자들 사이의 상호작용을 파악하고 관리할 수 있었는가? 회기가 잘 이루어지도록 하기 위해서 어떤 말을 해야 할지를 아는 것은 때때로 어렵다. 만일 그것이 당신에게 어려움이 된다면, 미리 일의 단계나 화제에 대한 도입 부분을 철저히 생각해 보도록 하라.

기고: K Kennedy.

원예자원의 효율적인 사용과 계절성을 감안하여 계획 세우기

일단 프로그램의 의도와 세팅이 정해졌다면, 그 세팅에서 치료사는 1년 동안의 활동 계획표를 만들 수 있다. 이 과정은 서비스를 받는 참여자와 프로그램의 목표가 활동과 잘 조화가 되도록 유지하며, 치료사가 원예자원들을 의미 있는 방식으로 짜 넣을 수 있도록 도움을 준다. 또한 활동 계획표는 자연의 주기와 일치하는 프로그램을 만들어 내며, 필요한 물품을 구매하고 준비하는 효과적인 수단을 개발하는 데 도움을 준다.

계절 계획표 만들기

계절 계획표 만들기는 원예치료 프로그램에서 차례를 정하는 좋은 방법이다. 이런 계획표를 만들 때는 다음의 사항을 고려해야 한다.

- 서비스를 받는 사람이나 공동체와 관련된 주요 휴일을 목록으로 만들어라.
- 원예/자연의 기념일을 목록으로 만들라: 식물일, 지구의 날, 동지와 하지, 원예치료 주간 등
- 단체나 시설의 자체 일정표에 있는 기념일이나 특별한 행사의 목록을 만들라.
- 서비스를 받는 사람에게 맞는 다방면의 축하 행사를 연구하라. 활동 치료사와 레크리에이션 치료사는 흔히 이런 정보를 공유하는 시사통신을 구독한다.
- 각각의 달이 그것과 관련된 탄생석을 가지는 것처럼, 각각의 달과 관련된 꽃도 있다. 이것은 프로그램 계획에 쉽게 짜 넣을 수 있다.

식재 계획표 만들기

일단 계절 계획표가 만들어지면, 실내외의 정원 식재 계획표를 만들 수 있다. 먼저, 기념일 프로젝트나 식물 판매를 위해 어떤 식물이

필요할 것인지를 결정하라. 예를 들어, 어머니날 화분에 화초심기, 기념일 아마릴리스 전시하기, 밸런타인 장식 가지치기, 화단에 화초 심기 등이다. 테라리움이나 디시가든 같은 다양한 식재 프로젝트를 위해 식물이 필요할까? 이러한 활동은 모두 필요한 식물의 번식이 포함된 사전 활동이 필요하다. 어머니날의 식물과 밸런타인 장식은 사용하기에 앞서서 3주 정도의 번식이 필요하고, 아마릴리스는 12월의 전시회를 위해서 10월 하순에 촉성 재배할 필요가 있다. <표 3-1>은 선택된 기념일 프로젝트의 식재 계획의 예시다.

표 3-1 실천 요령: 기념일 식재 계획 예시

기념일	식물 프로젝트	증식 혹은 준비 방법	시기(행사 이전의 주)
밸런타인데이	아이비 하트 장식 깎기	팁 커팅(tip cuttings)	4
성 패트릭데이	애기괭이밥 화분 장식	구경(球莖) 또는 분할 심기	8
어머니날	매리골드(천수국) 화분 꽃 피우기	씨 뿌리기	8
아버지날	물기가 많은 디시가든	분할 심기와 팁 커팅	4
독립기념일	빨강색, 흰색, 파랑색의 꽃을 정원에 배열해 심기	스타티스 씨 뿌리기 셀로시아 씨 뿌리기 더스티 밀러-이식재 구입	스타티스 -16 셀로시아 -12 더스티 밀러 -6
추분	가을 나뭇잎 예술	압화	2-3
핼러윈	거미모양의 플랜터(planter)	오프셋(분지)	2
추수감사절	호박 모양의 플랜터 스웨덴 아이비나 매달아 장식하는 식물	팁 커팅	3

	(hanging plants)		
겨울 기념일	아마릴리스와 적절한 흰 색 수선화 꽃 피우기	구근 촉성재배	8–10

실외 정원의 계획표에는 추운 계절과 따뜻한 계절을 위한 식물과 식재 날짜가 포함되어야 한다. 그 식물이 언제 정원으로 옮겨 심어져야 할지를 정함으로써 언제 실내에 씨앗을 뿌릴지가 결정된다. 씨앗 증식에 대한 도서뿐 아니라 씨앗 패킷도 씨를 뿌리는 시기에 대한 정보를 제공한다. 일단 이러한 식재 날짜가 정해지면, 계획표상의 비어 있는 날짜에 활동을 계획할 수 있다.

실내외 원예 프로그램을 조화시키기

이상적으로, 프로그램 참여자는 원예치료 프로그램에서 사용되는 것들의 대부분을 재배해야 한다. 프로그램 연속성을 제공하기 위해 겨울 꽃 프로젝트에서 사용되는 재료는 참여자가 직접 재배하고 보호하며, 기간이 짧은 경우에는 그들보다 먼저 참여한 사람들이 재배해야 한다. 재배가 가능한 시즌 내내 압화와 건조를 할 수 있다. 건조화(*Helichrysum*: strawflower), 천일홍(*Gomphrena*), 그리고 떡쑥무리(everlasting flower)를 수확하거나, 철사로 묶거나, 매달아 놓을 수 있다. 여러 가지 허브도 수확하고 건조할 수 있다. 꽃 프로젝트와 꽃 공예는 정원과의 계속적인 연결과 선물을 줄 기회를 제공할 뿐만 아니라 창조적인 표현을 위한 기회를 제공하기도 한다. 실내로 원예를 들여오기 시작하는 시기는 서리가 내리기 전이다. <표 3-2>는 이것을 달성하는 방법을 설명한 것이며, 풍성한 프로그램을 제공한다. 곤충의 유입을 방지하기 위해 실내로 들여오기 전에 모든 꺾꽂이와 화분을 비눗물 용액으로 처리하는 것이 좋다. 겨울을 나기 위한 준비를 하는 것도 프로그램 참여자와 함께해야 하는 중요한 과정이다. 프로그램 속에 식물과 정원의 모든 생명의 주기를 짜 넣음으로써 전체적으로 참여자에게 생명의 주기에 대해 더 큰 이해와 인정을 제공할 수 있다(그들 자신을 포함하여). 수공예품, 시 또는 정원용어 게임과 같은 활동을 통해 그러한 주제를 수행할 수 있다.

표 3-2 실천 요령: 원예를 실내로 가져오기

식물 이름	꺾꽂이	씨 뿌리기	압화와 건조	건조와 차	포푸리, 기름 등	요리	기름과 식초
베고니아	×						
셀로시아		×	×		×		
콜레우스	×						
허브	×	×		×	×	×	×
에버래스팅-헬리크리숌, 리모늄 등		×	×		×		
봉선화	×						
레몬 밤-				×	×	×	×

멜리사 오피시널리스							
만수국		×	×		×		
민트	×			×	×	×	×
한련화				×		×	
제라늄	×		×				
장미			×	×			
센티드 제라늄	×		×	×	×	×	×
닭의장풀	×						
버베나			×				
채소		×				×	
백일홍		×					

회기 고안을 위한 자원

원예치료사의 중요한 임무 중 하나는 활동을 위한 새로운 아이디어를 찾아내는 것이다. 아이디어의 출처는 프로그램 리더의 상상력뿐만 아니라 정원을 포함해서 매우 풍부하다. 활동에 대한 아이디어를 제공하는 몇 가지 책들을 이용할 수도 있고, 부록 B에 제시한 것처럼 치료사가 이용할 수 있는 다른 많은 자료들이 있다. 잠재적인 활동을 찾을 때 중요한 고려 사항은 '아이디어가 서비스를 받는 사람들의 능력과 필요를 충족시키도록 적용할 수 있을까?' 다(활동 적용을 위한 더 많은 정보는 제4장을 보라.). 원예활동은 참여자가 그들의 목표에 도달하도록 돕는 도구라는 것을 기억하는 것이 필수다. 치료사나 자원봉사자의 개입이나 지원을 최소한으로 필요로 하는 (참여자의 독립심을 최대화시키는) 활동이 가장 효과적이다. 활동은 나이와 능력에 적합해야 하고, 참여자에게는 자부심의 근원이 되어야 한다. 판매용 제품을 생산하는 온실과 종묘 프로그램에서는 제품의 품질이 중요하며, 일을 행하는 사람의 능력에 맞는 프로젝트를 선택할 수 있다.

원예에 대한 아이디어

많은 원예 잡지와 텔레비전 프로그램이 원예활동에 대한 자극을 제공한다. 그리고 그 밖에 훌륭한 자원은 청소년을 위한 원예활동의 자료를 만드는 프로그램들이다. 전국 정원 가꾸기협회(National Gardening Association)와 협력서비스 기관(Cooperative Extension Service)은 그러한 단체들 중 두 가지 예다. 청소년을 위한 원예 정보는 흔히 실외의 원예활동에 초점이 맞춰지며, 특정 사람을 위해 적용하기 쉽도록 쓰인다. 온실 운영자와 친분을 맺는 것은 프로젝트를 개발할 수 있는 식물자료 및 견학을 위해 한 가지 자산이 될 수 있다. 원예활동으로 선택할 수 있는 기준은 다음과 같다.

• 활동은 치료적 가치와 의미를 갖는다.

- 사용되는 식물은 안전하다(독성이 없음, 가시 없음 등)
- 식물은 프로그램의 환경 내에서 자랄 수 있다.

  식물이 다음을 필요로 하는지를 고려하라.

  - 그늘 또는 햇빛
  - 실내 또는 실외의 기온
  - 가뭄에 대한 내성
  - 성장할 수 있는 공간
- 활동이 예산과 시간의 범위 안에서 이루어진다. 예를 들어서, 식물을 번식시킬 수 있을까 아니면 구입해야 하는가?
- 식물이 재배하고 관리하기가 비교적 쉽다.

화훼장식과 원예 크래프트 아이디어

잡지, 텔레비전 프로그램 그리고 자연 크래프트 도서는 화훼장식과 원예 크래프트 아이디어의 훌륭한 자료들이다. 시간을 내서 크래프트 가게, 크래프트 쇼, 꽃 가게 그리고 원예센터를 방문하는 것도 새로운 아이디어를 얻는 데 도움이 된다. 활동 전문가는 많은 활동 계획을 갖고 있으며, 그중 몇몇은 원예적 요소와 결합할 수 있도록 바꿀 수 있으므로 그들과 연결망을 형성하는 것도 도움이 된다.

크래프트 분야의 활동을 선택할 때 그 프로젝트는 반드시 치료적 가치를 가져야 그것을 참여자의 나이와 능력에 맞게 바꿀 수 있다.

재료의 가격과 정원에서 재료를 재배하거나 자연에서 찾아내는 능력도 모두 고려되어야 한다.

자연학습에 대한 아이디어

자연 혹은 환경적인 학습은 보다 다양한 프로그램을 위한 능력의 강화, 혹은 그 자체로 프로그램이 될 수 있다. 원예는 자연과 연결되고 관찰하는 훌륭한 장이다. 식목일재단(National Arbor Day Foundation)과 지구의 날 재단(Earth Day Foundation)과 같은 국립 기관들은 수업 자료와 원예치료 프로그램에서 사용할 수 있는 식물을 제공하는 단체들 중 단 두 가지 예일 뿐이다. 산림청(USDA Forest Service)은 자연과 연관된 포스터를 구할 수 있는 곳으로, 활동 영역을 장식하는 데뿐 아니라 시설의 개념을 가르치는 데도 유용하다. 이것은 어린 학생들과 함께 사용할 수 있는 자료를 구할 수 있는 또 다른 분야로, 특정한 사람의 요구에 맞게 그것을 바꿀 수 있다. 많은 지역사회에는 프로젝트 아이디어와 재료의 출처나 방문지로 사용할 수 있는 자연센터나 공립 · 사립의 식물원 같은 자연과 관련된 단체들이 있다. 식물원과 수목원은 체험학습, 수업 및 정보 인쇄물로 일반대중에게 서비스를 제공한다. 국립오두본협회(National Audubon Society: 미국의 대표적 조류학자인 오두본의 이름을 딴 자연보호협회)는 조류에 대해 공유할 수 있는 많은 정보를 가지고 있으며, 비영리 단체들에게 종종 조류의 먹

이를 공급한다. 자연학습 혹은 환경적 활동 영역을 선택하기 위한 준거는 활동의 치료적 가치, 방문지의 접근성, 활동이 서비스를 받는 참여자의 나이와 능력에 적합한지 여부다.

요 약

잘 개발된 원예치료 프로그램에서는 서비스를 받는 참여자, 그들의 치료적 목적 그리고 그들이 좋아하는 것과 싫어하는 것에 초점을 맞춘다. 활동을 선택할 때 그 밖의 기준에는 다음의 것들이 포함된다.

- 치료적 가치
- 세팅의 유형
- 직원의 채용
- 위기 관리
- 연속성 제공
- 계절별 활동 일정표 계획
- 참여자에게 맞게 변경할 수 있는 유용성
- 기록된 성공

이 장에서 약술한 지침을 따른다면, 참여자, 정원, 직원, 가족, 시설 모두 성장하는 안전하고 성공적인 원예치료 프로그램을 확보하는 데 도움이 될 것이다.

참고문헌

Bell, virginia and David Troxel (1999). The other face of Alzheimer's Disease. *American Journal of Alzheimer's Disease, 14*(1): 60-64.

Borg, Barbara and Mary Ann Bruce (1991). *Group system: The therapeutic activity group in occupational therapy.* Thorofare. NJ: SLACK, Inc.

Buettner, Linda and Martin, Shelley (1995). *Therapeutic recreation in the nursing home.* State College, PA: Venture Publishing.

4

프로그램 참여자와 함께 일하기: 치료사, 트레이너, 프로그램 진행자를 위한 기법

서론
촉진과 집단 리더십
자아의 치료적 이용
동기부여와 행동-관리 기법
훈련
변경과 수정
요약

Chapter 4

프로그램 참여자와 함께 일하기: 치료사, 트레이너, 프로그램 진행자를 위한 기법

Karen L. Kennedy
Rebecca L. Haller

서 론

이 장에서는 원예치료 프로그램의 참여자와 함께 일하기 위해 사용되는 기법을 탐구한다. 서술한 방법과 개념은 많은 유형의 의료서비스와 사회서비스 분야에서 사용되고 있으며, 긍정적인 결과를 촉진하기 위한 기초를 제공한다. 또한 이러한 접근 방법은 집단의 지도자, 교사, 프로그램 진행자에게도 유용하다. 그리고 이것들을 채택함으로써 치료사/지도자는 서비스를 받는 사람들의 성장과 기능을 최대화할 수 있을 것이다. 다음의 기법들을 살펴볼 것이다.

- 촉진과 집단 리더십
- 자아의 치료적 이용
- 동기부여와 행동관리
- 훈련 방법
- 변경과 수정

촉진과 집단 리더십

반드시 그런 것은 아니지만, 원예치료는 흔히 3~4명에서 열다섯 혹은 그 이상의 다양한 크기의 집단으로 진행된다. 그러므로 효과적인 계획, 촉진 그리고 집단 리더십 기법은 공동체 원예 프로그램의 지도자뿐 아니라 모든 원예치료사에게 중요한 기술이다. 집단을 이끌고 계획을 세우기 위해 몇 가지 고려할 사항은 참여하는 사람의 계층, 관련된 특성, 집단의 유형과 목적, 수행해야 할 활동이나 과제, 그리고 집단 회기의 세팅이다.

무리의 사람들은 자신을 하나의 집단으로 생각하고, 상호작용하며, 공통된 의도를 가지고 있을 때, 하나의 집단으로 여겨질 수 있다(Austin, 1991). 그러나 이러한 동질성을 방해하는 요소들 때문에, 모든 원예치료 집단이 하나의 집단이라는 느낌을 얻을 수는 없다. 예를 들어, 집단의 구성원이 자주 바뀔 수도 있고, 단지 최소한의 상호작용을 할 수 있거나 허용될 수도 있고, 또는 그 집단이 한 번이나 몇 번의 회기에만 만날 수도 있다. 집단의 형성을 의식적으로 촉진하기 위해, 지도자는 개인의 성장을 강화시킬 수 있는 도구를 사용한다. 집단을 이루어 활동할 때 참여자는 다른 사람과의 상호작용과 인간관계를 통해 자신의 필요가 충족되는 분명한 이익을 얻게 된다(Toseland & Rivas, 2001). 원예치료 집단을 통해 참여자는 치료사, 식물 그리고 집단의 다른 사람과 인간관계를 맺게 된다. 이러한 집단 내의 상호작용은 협동, 의사소통, 신뢰와 같은 폭넓은 사회 기술과 지지, 피드백 그리고 사회적 역할에 대한 실천의 기회를 제공한다.

집단의 유형

이 절에서는 우선 집단의 유형과 그 유형이 원예치료 프로그램에서 어떻게 사용되는지를 살펴본다. 집단은 활동 집단과 지지 집단 또는 둘을 결합한 집단으로 분류할 수 있다(Finlay, 1993). 활동 집단은 과제나 사회적 경험에 초점을 맞출 수 있다. 과제활동 집단은 수행해야 할 원예활동이나 과제에 초점을 맞춘다. 목적에는 주의 지속 시간, 집중, 성취, 협동, 창조성 또는 직업 기술 계발이 포함될 수 있다. 그 집단이 노력하여 얻는 최종의 결과는 가치가 있으며, 그것은 동기를 부여한다. 사회활동 집단에서는 관심 있는 여가활동과 사회적 상호작용에 대해 강조하며 참여자가 협동하고 상호작용하며 즐거움을 갖도록 격려한다. 활동 집단은 아마도 원예치료 실천에서 가장 일반적으로 행해지는 유형일 것이다. 반면, 지지 집단에서는 의사소통 그리고/또는 심리치료에 초점을 맞춘다. 의사소통 지지 집단은 집단 구성원에게 지지를 제공하기 위해 경험과 느낌을 공유하는 것에 목표를 둔다. 심리치료 지지 집단에서는 반응, 대인기술, 느낌에 초점을 둔다. 이러한 집단은 구성원이 심리적 문제점을 말하도록 돕고, 집단 내에서 개인적인 문제를 다룰 수 있도록 도움을 줄 수 있다. 원예치료에서 사용되는 이 네 가지 유형의 집단에 대한 예는 다음과 같다.

- 과제활동 집단–정원 가꾸기 혹은 직업적 생산에 초점을 두는 집단
- 사회활동 집단–요양시설의 정원클럽
- 의사소통 지지 집단–정원 가꾸기 은유를 사용하고 경험을 공유하는 집단
- 심리치료 지지 집단–개인적 느낌을 탐구하기 위해 정원 가꾸기를 이용하는 집단

리더십의 방식

원예치료 집단이 성공을 거두려면, 원예치료사는 효과적으로 집단을 이끌어야 한다. 지도자의 계획, 준비, 방식 등이 집단의 성공에 영향을 미친다. 목표는 참여자의 성장과 발전을 최대화하는 방식으로

집단을 만들고 안내하는 것이다. 리더십의 방식은 반드시 집단의 유형과 목적, 집단의 기능적 수준 그리고 수행해야 할 원예활동에 따라서 다양해야 한다. 다양한 상황에 따라 다양한 역할을 할 수 있어야 한다. 지도자/치료사는 교사, 계획자, 코치, 조력자 또는 주어진 모든 시간의 동기부여자로서 활동할 수도 있다. 예를 들어, 암에 대처하는 사람을 위한 지지 집단을 이끄는 동안, 치료사는 디시가든을 설계하고 심는 기술과 열대 식물에 대한 문화적 정보를 제공할 때에 교사의 역할을 맡는다. 참여자가 자신의 선택이 자신이 살면서 해 왔던 삶의 선택과 어떻게 닮아 있으며 또 자신의 삶에서 어떻게 균형을 이루는지 토론할 때, 치료사의 역할은 토론을 이끌어 내는 코치 또는 조력자로 바뀌게 된다. 현재의 필요한 역할로 전환할 때 배려와 유연성이 요구된다.

리더십의 세 가지 주요한 방식은 보통 권위주의적, 민주적, 자유방임적 방식으로 기술된다(Austin, 1991; Finlay, 1993). 각각의 방식은 직접적인 접근에서 간접적인 방식으로의 연속성을 나타내며, 각각은 분명히 다른 결과를 갖는다. 권위주의적 방식은 모든 단계를 지시하고 면밀하게 감독하는, 집단에 대한 강한 통제로 특징 지을 수 있다. 그 연속성의 반대에 있는 자유방임적 방식은 집단 구성원이 스스로 결정하고 행동을 시작하기 때문에 지도자의 지시가 거의 없다. 민주적인 지도자는 당면한 임무를 간단하게 설명해 주고, 어떤 지침을 제공하며, 집단이 무엇을 어떻게 할 것인지를 토론하도록 격려한다. 치료사는 이러한 리더십의 방식 중 하나를 쉽게 사용하게 되겠지만, 원예치료 프로그램에서 마주치는 많은 상황에서 집단의 활동과 성장을 촉진하기 위해서는 리더십의 방식에 완전히 익숙해지는 것이 중요하다. 각 방식은 각각의 장점을 가지며, <표 4-1>에 기술한 상황에 대한 적절한 선택이 될 수 있다.

표 4-1 실천 요령: 리더십의 방식

방식	설명	유용한 경우
권위주의적	• 지시적 접근 • 의존을 조장할 가능성 • 책임이 지도자에게 있음	• 집단이 새로 형성되었을 때 • 수행할 과제에 대해 시간이 제한적일 때 • 과제 수행에 높은 기준이 있을 때 • 집단이 매우 클 때 • 참여자가 제한된 사회적 기술을 가졌을 때 • 참여자가 인지적 결함을 가지고 있을 때 • 부정적/파괴적 행동이 발생할 때 • 안전이 최우선일 때 • 집단의 활동을 위해 체계가 필수적일 때 • 참여자에게 선택이 위협적이거나 어려울 때
민주적	• 구성원이 의사결정에 참여 • 토론을 위한 시간 필요 • 협력의 느낌이 있음	• 토론을 할 만큼의 시간이 허용될 때 • 사회적 기술이 집단의 중요한 목표일 때 • 집단의 기능성이 좋을 때 • 완전한 참여를 추구하는 것이 중요할 때

자유방임적	• 비지시적 접근 • 자유롭고 개방적임 • 참여자 중심적임 • 집단 구성원이 행동을 시작함 • 독립심이 강조됨	• 창조성이 강조될 때 • 신뢰와 책임감이 목적일 때 • 집단 구성원이 사회적 영향을 주고받을 수 있을 때 • 집단의 크기가 작을 때 • 집단 구성원이 직접 일정을 정할 필요가 있을 때 • 최종 생산품의 수준에 융통성이 허용될 때

각 상황에 따라 리더십의 방식을 선택할 때, 원예치료사는 개인과 집단의 기능적 수준, 세팅, 수행해야 할 원예활동의 유형, 최종 생산품과 관련된 중요성을 고려해야 한다. 예를 들어, 권위주의적 방식은 엄격한 품질 기준이나 시간적 제약이 있는 직업 시설이나 안전문제가 가장 중요한 시설에 적절할 수 있다. 반면, 암에 걸린 사람을 위한 소규모의 원예치료 지지 집단에게는 개인의 선택과 창조성을 강조하는 자유방임적 방식이 바람직할 것이다.

기능적 집단 행동 촉진하기

집단 구성원은, Austin(1991)이 과제기능과 사회적-감정적 기능에서 기술한 것처럼, 두 가지 주요한 기능을 수행한다. 집단의 원동력에 대한 묘사에서 사용될 때, 과제기능은 그것이 인지적, 신체적, 감정적, 사회적 혹은 직업적이든 간에 구성원이 자신의 목적을 성취하도록 도움을 주는 활동을 가리킨다. 한 집단의 사회적-감정적 기능이란 집단의 긍정적인 분위기를 촉진하고 달성하는 것이다. 집단이 두 가지 기능들을 다 잘 수행하도록 하기 위해 원예치료사는 효과적인 세팅, 체계, 리더십을 제공해야 하고, 또한 발생하는 모든 비기능적인 행동을 관리해야 한다. 원예치료사는 집단을 지도할 때 참여 수준과 관련된 것들과 방해가 되는 행동들을 포함한 많은 종류의 도전에 직면한다. [제시 4-1]은 참여가 제한되거나 방해받을 때 가질 수 있는 몇 가지 의문들이다.

제시 4-1 실천 요령: 참여 수준

참여 수준은 전혀 참여치 않거나 참여 부족에서 토론 주도와 경청에 이르기까지 다양하다. 이러한 상황에서 가질 수 있는 의문에는 다음의 것들이 포함된다.

- 시설관리자와 동료 직원이 수송, 계획하기, 조언을 통해 참여를 지지하고 있는가?
- 어떤 요소들이 참석과 참여에 동기를 부여하는가? 예를 들어, 시간, 장소, 최종 생산물의 사용이 참여에 기여하는가?
- 원예치료 회기가 자발적인가 강제적인가? 원예치료 회기가 클라이언트의 보상체계와 관계가 있는가?
- 약품이 정신의 기민함에 영향을 미치는가?
- 개인적 토론, 상담, 문제해결을 위한 다른 적절한 방안이 있는가?
- 소극적인 구성원이 참여하도록 격려를 받는가?
- 문제가 있는 구성원은 그들의 행동에 대해 민감한 피드백을 받는가?

- 클라이언트가 참여를 방해하는 문제를 말하였는가?
- 재정적 문제가 참여를 방해하는가?
- 활동은 적절하고 재미있는가?
- 집단의 구성원들은 화목한가?

혼란을 일으키는 행동에는 방해, 분노나 공격성의 표출, 기괴하거나 사회적으로 적절하지 않은 행위가 포함될 수 있다. 예를 들어, 혼란을 일으기는 행위에는 계속해서 도움을 요청하는 행위, 소리 지르기, 배회하기, 혹은 다른 사람의 발표를 방해하기, 잡담 등이 있다. 분노나 공격성을 표출하는 행위에는 소리 지르기, 언어적 또는 신체적 위협, 학습도구 파괴, 울기가 포함된다. 사회적으로 적절하지 않은 행위에는 모르는 사람 껴안기, 정신병적 혹은 망상적 대화, 평범한 상황에 대한 과잉행동이 있다.

여러 가지 활동을 저해하는 상황에서, 집단의 지도자나 원예치료사의 역할은 먼저 방해자와 다른 집단 구성원에 대한 인지된, 혹은 실제적인 위협을 줄이기 위해 행동을 충분히 통제하는 것이다. 직접적인 신체적 위협이 있을 경우에는 그 집단을 즉시 해체해야 한다. 일반적으로 적절한 행위를 하도록 재 지시를 내리는 것이 효과적이다. 흥분상태에 있는 치매가 있는 사람은 치료사의 조용한 목소리와 참여하는 단순한 정원 가꾸기에 반응을 보일 수도 있다. 집단 구성원의 분노가 악화되고 있음을 나타내는 낌새를 알아챔으로써, 지도자는 위기가 일어나기 전에 행동을 취할 수 있다. 땅을 파는 것과 같은 신체적으로 활동적인 정원 과제를 할당할 수도 있고, 대화, 느낌에 대한 적절한 표현, 긴장이완 연습 혹은 다른 기법을 사용할 수도 있다. 향기에 진정효과가 있는 것으로 알려진 라벤더와 같은 방향식물의 꽃이나 잎을 수확하거나, 잡초를 뽑거나 흙을 경작하는 것과 같은 반복적인 과제가 행동의 변화를 이끌어 내는 구체적인 정원-과제의 예다. 참여자를 잘 앎으로써, 치료사는 물주기와 같이 개인이 특히 좋아하는 과제를 선택할 수도 있다. 정원이나 온실의 환경에서는 참여자를 진정시키고 방해가 되는 행동을 재지시하는 데 많은 선택의 여지가 있다.

자아의 치료적 이용

원예치료 프로그램의 주요 구성요소는 식물과 성장하는 환경(growing environment), 클라이언트, 치료사다. 클라이언트의 목적을 달성하는 것과 그 목적의 달성을 촉진하기 위해 선택된 식물과 관련된 활동이 프로그램의 기초다. 그 과정에서 치료사의 역할이 과소평가되어서는 안 된다(Schwebel, 1993). 사실, 치료사와 클라이언트 사이에 확실하게 자리잡은 관계는 전반적인 과정에서 중요한 요소다.

치료사의 역할

치료적 관계는 사회적 관계와 달리 클라이언트 욕구의 충족이 관계의 기초다. 효과적이 되기 위해, 치료사는 클라이언트의 태도, 느낌, 성향, 가치관, 신념 그리고 이런 것들이 각 클라이언트와의 상호작용에 어떻게 영향을 미치는지를 알아야 한다. 그러한 유대감의 목적은 클라이언트의 목적을 달성하는 것이다. 이 과정을 촉진하기 위해 치료사는 다음의 내용을 실천해야 한다.

- 효과적인 의사소통기법을 사용해야 한다.
- 만족스러운 유대감을 쌓도록 격려해야 한다.
- 신체적, 정서적 지지를 제공해야 한다.
- 클라이언트가 자신을 이해하도록 촉진해야 한다.
- 치료적 과정을 이해해야 한다.

치료에 도움이 되는 유대감의 다른 요소는 다음과 같다.

- 신뢰
- 존경
- 공감
- 진솔함

- 성실성
- 진실
- 인내심

자아의 이용

클라이언트의 최상의 성장이 일어날 수 있는 비판단적 분위기를 창조할 때, 신뢰는 따스함과 수용 위에서 형성된다. 언어적, 비언어적 의사소통을 통해 클라이언트에 대한 치료사의 감정과 태도가 드러난다. 여기에는 얼굴표정, 자세 그리고 목소리의 어조가 포함된다. 클라이언트는 치료사 자신을 진실하게 보여 주며, 정직하고, 개방적이며, 자신에게 진솔한 치료사와 교감한다. 클라이언트의 선택, 행동, 성격 또는 외모에 대한 느낌과 관계없이, 클라이언트를 존중으로 대하는 것은 치료사가 개인에 대한 긍정적인 가치를 무조건 신뢰한다는 뜻이다.

자아노출은 때때로 치료적 유대감을 형성하는 데 유용하며, 또한 적절하다. 공통된 느낌이나 경험을 탐색할 때, 그것은 공감을 표현하는 데 도움이 될 수 있다. 그러나 개인적 경험을 공유하는 것은 클라이언트의 욕구에 초점을 흐리지 않도록 조심스럽게 이루어져야 한다.

치료적 유대감에 경계를 창조함으로써 안전과 신뢰가 형성된다. 신체적인 접촉을 주의해야 한다. 모든 사람은 신체적 접촉을 똑같이 해석하지 않는다. 신체의 위치와 개인적 공간에 대해 주의해야 한다.

원예치료 분야에서 몇몇의 작업장은 매우 자유롭지만, 치료사의 복장은 전문가다워야 하는데, 복장이 전문적인 관계를 산만하게 하거나 지장을 줄 수 있다.

변화는 천천히 그리고 작은 단계로 일어나기 때문에, 인내심을 보여 주는 것은 매우 큰 격려와 지지가 된다. 이것은 큰 기대감을 버려야 한다는 것을 의미하는 것은 아니다. 클라이언트의 목적을 성취하기 위해서 이루어지는 여정에서의 인내는 그 과정에서 클라이언트의 노력에 대해 지지를 보내고 유대감을 강화할 수 있다.

마지막으로, 자아노출을 치료적으로 사용하는 데 고려해야 할 중요한 측면은 유대감에서 치료사의 역할이 자신에게 어떻게 영향을 미치느냐다. [제시 4-2]는 건강한 관점을 유지하기 위한 더 많은 정보를 제시한 것이다.

제시 4-2 실천 요령: 자아의 치료적 이용 기법

기초

다른 사람과 함께 일할 때 자기 자신을 기초로 하는 것이 중요하다. '굳건한 기초'의 느낌이 없다면, 치료사는 자기 자신에 대한 신뢰감을 느끼기 위해 클라이언트가 특정한 방식으로 독특한 목적이나 행동을 달성하도록 할 필요가 있을 수도 있다. 원예치료사는 땅속으로 뻗어나가는 뿌리를 갖는 것을 시각화할 수 있다. 이 뿌리는 균형과 기초가 되는 감정이나 치료사에게 그들이 일을 해나가는 동안 떠오르는 관심사를 가져다줄 수 있다.

초점

원예치료사가 클라이언트의 전체적인 인생의 맥락에서 클라이언트의 작업을 바라보는 것이 중요하다. 또한 치료사는 클라이언트의 장애, 질병 혹은 인생의 불리함에도 불구하고 완전함을 추구하는 클라이언트를 보는 것이 중요하다. 클라이언트를 바라볼 때 주변적 시각을 사용하는 것처럼 치료사가 자신의 초점을 부드럽게 한다면, 치료사는 그 개인의 인생에 대해 더 자세한 그림을 얻을 수 있을 것이다. 이렇게 할 때 치료사는 클라이언트를 더 잘 도울 수 있을 것이다.

자기 보살핌

다른 사람을 돕는 원예치료사의 능력은 자신을 돌볼 수 있는 능력과 관계가 있다. 치료사는 일을 끝맺고 충전의 시간을 갖는 실천과 습관을 갖는 것이 중요하다.

경계

원예치료사가 클라이언트를 치료하는 것이 아니라는 것을 깨닫는 것이 중요하다. 치료사는 치유할 수 있는 능력을 지지하는 클라이언트와 식물 간의 관계를 촉진하는 것이다.

융합

원예치료사의 일은 클라이언트로 하여금 자신의 인생 상황에 맞는 목적를 찾아내도록 돕는 것이다. 이러한 치료에서는 클라이언트가 현재 처한 상황과 융합되어야 한다. 치료사는 무엇이 클라이언트에게 최상인가를 예단하지 않는다. 작업의 방향을 통제해야 할 유일한 때는 클라이언트가 자신이나 다른 사람을 해칠 위험에 처해 있을 때뿐이다.

종결

종종 원예치료사는 클라이언트와 단지 짧은 기간 동안만 함께 작업하고 그 결과를 보지 않는다. 치료사가 함께 작업하는 그들과의 종결을 위한 지점을 창조하는 것은 치료사에게 중요하다. 원예치료사는 한 개인과의 접촉을 완결하는 것을 시각화할 수 있다. 이것은 클라이언트의 삶이 계속해서 펼쳐질 것이라는 인식을 지지한다.

기고: J. S. Rice.

의사소통 기법

이전에 언급했던 치료적 관계의 요소들에 주목한다면, 효과적인 의사소통을 위한 기초가 마련될 것이다. 클라이언트가 '초록 엄지손가락(green thumb)' 이 없다고 두려움을 갖는다면, 그들이 식물과 더 편안해지도록 돕는 것이 종종 또 하나의 도움을 주는 첫 단계다. 특히 기억, 추상적인 생각, 익숙하지 못한 것이 문제가 된다면 사진, 시범 그리고 식물 자체가 대부분의 사람에게 그 과정을 촉진한다.

토론 중에는 보다 긴 답변을 촉진하는 개방된 질문을 하고, 생각이나 감정에 대한 진술을 장려하라. 왜, 어떻게라는 질문이 사람을 방어적이게 하는지를 알라. 적절할 때에 요점을 설명하기 위해서 식물로부터 예를 이끌어 내고, 추상적인 개념을 더 구체적으로 만들거나, [제시 4-3]처럼 암시를 제공하는 것이다.

제시 4-3 실천 예시: 참나무 암시

자신의 자세를 인식하는 데 어려움을 겪는 외상성 뇌손상을 입은 한 클라이언트는 암시로 참나무를 사용했다. 이 클라이언트는 시간이 지남에 따라 천천히 몸이 기울어지기 시작해서 결국 의자에서 넘어졌다. 그의 자세를 바로잡기 위해 사용한 나이에 적합한 암시는 '참나무처럼'이라고 말하는 것이었다. 그에게 참나무는 강인함과 똑바로 섬을 상징했으므로, 그는 참나무를 선택했다. 그것은 또한 치료사가 "똑바로 앉으시오."라고 자주 이야기하는 소리를 듣는 것보다 더 품위 있는 암시였다.

유머는 특히 치료사가 잘 알고 있는 클라이언트와 함께 긍정적이고 편안한 분위기를 만드는 데 종종 유용하다. 유머를 사용하는 예는 [제시 4-4]에 볼 수 있다. 과제가 실망스러울 때 정중하게 협조를 구하고 새로운 것을 시도하거나, 스트레스를 줄여 주는 대처기술을 가르칠 때 불안감이나 초조감을 줄여 주는 것은 좋은 기법이다. 유머는 추상적으로 생각하는 데 어려움을 겪거나 상당한 우울증을 겪고 있는 사람에게 특히 효과적이다.

제시 4-4 실천 예시: 식물과 유머

언어를 통해, 또는 식물을 심는 프로젝트 그 자체를 통해 유머를 끼워 넣을 수 있다. 얼굴 모양을 한 용기를 만들거나 구매하고, 다양한 식물들이 머리카락처럼 자라게 하고, 식물이나 화분에 코와 안경을 추가하는 것을 생각해 보라. 당신의 평범한 이름을 선인장들로 만들어 보라. 다음처럼 독창적인 말장난으로 씨앗봉투를 만들어 보라. 비트 씨앗– "당신을 향해 내 가슴이 뛴다('beets'와 발음이 같은 'beats'를 바꿔서 씀)."; 상추 씨앗– "우리 친구하자('lettuce'와 'Let us'의 발음이 같음)."

사람은 환상적인 방법으로 식물에게 반응을 보인다. 그들은 한계를 벗어나서, (새로운 경험뿐 아니라) 이전의 경험에 동기를 부여받아서 더 열심히 노력하도록 격려를 받으면, 많은 신체적, 심리적, 직업적 목적을 성취할 수 있다. 클라이언트의 최고의 관심사와 최상의 원예적 경험을 연결시키는 것은 치료사와의 관계다.

치료적 관계의 주요한 목적을 요약하면 다음과 같다.

- 의사소통을 촉진하는 것
- 새로운 기술 습득을 촉진하는 것
- 확립된 목적에 대해 이루어진 노력을 격려하고 지지하는 것
- 독립심을 장려하는 것

동기부여와 행동-관리 기법

원예는 식물과 꽃의 아름다움에 흥미를 갖고 즐거워하는 사람에게 강력한 치료적 도구다. 사람은 식물과 꽃과의 상호작용에서 선천적으로 수반되는 감각자극에 반응한다(Haas & McCartney, 1996). 어떤 사람에게는 식품, 크래프트, 장식 등 식물의 유용성이 호소력을 갖는다. 원예치료사는 사람/식물의 반응을 이용하여 클라이언트가 집단과 개인의 회기에 참여하도록 동기를 부여한다. 원예치료 회기는 원예치료 활동이 진행되는 동안에 참여자가 편안하고 비방어적인 신체적, 정신적 상태를 보여 주는 경향 때문에 행동에 긍정적인 영향을 주기 위한 이상적인 현장이다. 예를 들어, 재활 세팅에서 영적 행동 그리고 화학물질의 의존을 다루는 전문가들뿐 아니라 재활 간호사, 물리치료사, 작업치료사들은 그들의 작업이 원예치료 프로그램에 대해 보이는 참여자의 반응에 의해 긍정적으로 영향을 받는다는 것을 발견하였다(Murry, Wedel, & Dirks, 2001). 클라이언트가 덜 동요하고, 덜 방어적이며, 덜 긴장할 때, 그들은 치료적 중재를 더 잘 받아들인다.

긍정적 강화

본성적으로, 식물은 보살핌에 반응한다. 물 주기, 비료 주기, 가지

치기의 직접적인 효과는 결과적으로 더 건강한 식물을 만든다. 새로운 꽃과 과일은 참여자가 확인할 수 있고, 그것에 대해 좋은 느낌을 가질 수 있는 구체적인 보상이다. 치료사는 이 개념을 이용하여 다음과 같은 바람직한 행동을 강화하게 된다.

- 참여 수준과 빈도
- 서 있기에 대한 내성
- 과제에 대한 내성
- 집단의 다른 사람과의 긍정적 상호작용
- 건강과 웰니스에 초점 맞추기

원예치료사는 긍정적인 강화를 이용하여 행동에 보상을 하고 바람직한 행동을 격려한다. 집단 내에서 치료사는 행동을 다루고 집단 참여자에게 긍정적인 강화로 그들이 좋아하는 과제를 부여함으로써 사회적으로 바람직한 행동을 장려할 수 있다. 예를 들어, 취업 대비 세팅에서 한 참여자는 다른 사람과 다투지 않고 근무하는 데 문제를 갖고 있다. 만일 그가 다른 참여자와 다투지 않고 15분 동안 잡초 뽑기를 수행한다면, 그는 회기의 끝에 그가 특별히 좋아하는 물 주기 임무를 받게 될 것이다. 그 과정의 중요한 부분은 참여자의 집중이 바람직한 행동과 보상으로 이끄는 것이다.

참여자가 정원과 성장하는 공간에서 바라보는 성장은 목적과 바람직한 결과에 대한 발전을 강화하기 위해 이용된다. 이렇게 성장을 인식하도록 하는 것은 자신감과 자존감을 쌓는 효과적인 전략이다. 심지어 참여자는 목적을 초과하여서 자신이 달성할 수 있는 것에 놀랄지도 모른다. 참여자가 새로운 책임을 인정하고 인지적, 행동적, 정신적 건강의 목적에서 발전해 갈 때, 그 과정은 계속해서 강화된다. 원예치료사가 참여자의 성장과 변화를 언어적으로 인지하거나 단순히 '잘했어' 와 같은 언어적 칭찬으로 발전을 강화할 수도 있다.

동기를 부여하는 것으로서의 원예

식물을 키우는 것은 그것이 치료 프로그램의 일부이기 이전에 아마도 참여자에게 친숙한 경험일 것이다. 그것은 특히 부상이나 질병 혹은 삶의 상황의 결과로 독립성을 잃어버린 사람에게 의미 있는 활동으로 여겨진다. 식물을 그들의 삶의 공간으로 가져감으로써 참여자는 자신의 환경을 통제한다는 느낌을 얻게 된다. 참여자는 식물을 재배하는 과정이나 활동 속에서 자신의 인생에서 발생한 상황에 대한 비교나 유추를 이끌어 냄으로써 자신만의 의미와 동기를 찾아낼 수 있을지도 모른다. 새로운 성장을 촉진하고 뒤죽박죽 자라지 않도록 하기 위해 가지치기를 하는 것은 저항할 수 없는 어떤 환경으로부터 벗어나기 위해 우리가 인생에서 행할 수 있는 가지치기를 설명한다.

어떤 프로그램에서는, 원예치료 프로그램에 참여하도록 허용받는 것은 좋은 행동에 대한 보상이다. 예를 들어, 교정 시설에서 피수감자들은 프로그램에 참여하도록 허용받기 전에 비폭력적인 행동과 규칙을 준수해야 한다. 이런 행동은 그들이 석방되었을 때 성공적인 시민이 되도록 해 줄 수 있는 직업 기술과 처세술을 배울 때에도 계속되어야 한다. 또한 행동의 변화를 촉진하는 프로그램은 클라이언트가 보다 건강하고 나은 삶을 살아가는 데서의 장애물을 규명하는 것을 도와준다. 원예치료 집단의 도움을 받아서, 클라이언트는 이 장애물에 대처하는 방법을 배우고 그것들을 뿌리 뽑기 시작한다.

식물을 돌보는 기본적인 활동은 자기 계발에 동기를 부여하는 실제에 근거한 상황을 제공하기 위해 사용될 수 있다. 예를 들어, 바람직하지 못한 행동에 대해 치료사는 클라이언트의 거처를 국한하고 원예치료 회기에 참여하지 못하도록 하여 식물이 차라리 방치되도록 할 수도 있다. 이것은 자연스러운 결과를 통해 원인과 결과를 알 수 있는 기회를 제공한다.

참여자가 식물을 재배하고 판매하는 프로그램에서 소비자는 긍정적인 강화를 제공할 수 있다. 참여자는 흔히 소비자와 식물을 돌보는 것에 대한 소중한 정보를 공유할 수 있다. 다른 사람이 존중해 주고 그것에 대하여 기꺼이 돈을 지불하는 것을 만들어 낼 수 있는 지식과 능력은 역량을 살려주고 동기를 부여한다. 참여자들은 돌봄을 받는 역할에서 다른 사람에게 정보와 귀중한 생산품을 제공하는 사람으로 바뀌게 된다.

요령과 기법

가장 적절한 식물과 과제, 활동을 선별하는 것이 바람직한 행동을 최대한 이끌어 내는 열쇠가 된다. 참여자의 기호와 관심에 식물과 활동을 조화시키는 것이 중요하다. 짧은 면담과 조사를 함으로써 요리나 좋아하는 식물, 정원 가꾸기 경력과 같은 특별한 관심사뿐만 아니라 좋아하는 꽃, 색깔, 향기를 알아낼 수 있다. 일부 참여자에게는 좋아하는 식물, 꽃, 향기는 편안하며, 새롭고 낯선 상황에서 자신감을 강화시키고, 지나간 일에 대한 회상을 떠올리게 한다. 또 다른 사람은 새로운 경험과 호기심을 자아내는 식물에 마음을 사로잡힌다. 클라이언트에 대한 최적의 접근법을 선택할 때, 클라이언트가 삶의 환경과 치료 프로그램에 대해 어떻게 느끼느냐뿐만 아니라 식물과 정원 가꾸기에 대한 클라이언트의 태도를 이해하는 것이 필요하다.

성과 인종적 배경도 염두에 두어야 한다. 예를 들어, 혼성으로 이루어진 집단에서 허브에 대해 발표를 하고 난 뒤, 향기로운 꽃다발(tussie-mussies 혹은 mosegays와 같은)을 만들기보다는 허브를 컨테이너 가든에 심는 것이 더 효과적일 수도 있다. 여성은 꽃다발을 만드는 것에 보다 더 편안해하는 경향을 보인다. 컨테이너 가든에 허브를 심는 활동이 보다 중립적이고 계획된 토론을 이끌어 내기 쉽다.

원예치료 프로그램의 서비스를 받는 사람의 여건이나 시설에 해당되는 특별한 고려 사항이 존재할 수도 있다. 예를 들어, 어떤 사람은 폐질환이나 화학요법 때문에 향기에 민감할 수도 있고, 합성의 냄새보다는 자연식물의 냄새를 선호할 수도 있다. 다른 사람은 뇌 손상 때문에 후각이 전혀 없을 수도 있다.

다행히 원예계의 다양성 덕분에 많은 식물과 폭 넓은 범위의 관심과 능력에 적합한 통합된 과제를 찾을 수 있다. '변경과 수정' 이라는 제목의 절에서 기술할 것인데, 목적을 달성할 때 난이도와 복잡성을 높이기 위해 활동과 과제에 등급을 매길 수 있다. 온실이나 정원에 의해 이루어진 안전한 환경이 새로운 기법을 배우는 데 이상적일 수 있다. 예를 들어, 참여자는 온실이나 정원의 안전한 세팅에서 기억이나 인지적 결함에 대한 보정적인 전략을 배우는 데 더 동기를 부여받을 수도 있다. 일단 그 전략에 익숙해지면, 그것은 다른 직업적 혹은 생활의 상황으로 전환될 수 있다.

훈 련

모든 형태의 원예치료 프로그램에서, 원예치료사는 개인과 집단에게 교육이나 훈련을 제공하도록 요구받는다. 훈련에는 씨앗을 심는 것에서 과일나무의 가지치기에 이르기까지 여러 가지 특별한 원예기술이 포함될 수도 있으며, '콜레우스 식물의 생장점 찾기' 와 같은 단순한 지시가 될 수도 있다. 또는 그 목적이 참여자가 사회적 기술, 자조적 행동 혹은 그 밖의 활동을 배우도록 돕는 것일 수도 있다. 이 절에서는 원예치료 과제나 활동을 수행할 때 개인이나 집단을 지도하기 위해 사용할 수 있는 교육이나 훈련 기술에 초점을 맞추고 있다. 훈련을 시키는 자 혹은 교사로서 치료사의 역할을 다하기 위해서는 효과적인 수행을 지지해 주거나 이끌어 낼 특정한 기법들만큼이나 원하는 학습의 종류와 수행해야 하는 과제나 활동에 대한 깊은 이해가 필요하다.

과제 분석

과제 혹은 활동을 이해하기 위해서는 과제 분석이라고 불리는 과정이 필요하다. (과제와 활동이라는 용어는 클라이언트에 의해 수행되는 원예작업임을 나타내기 위해서 이 장에서는 호환하여 사용된다.) 그 과정에는 ① 활동을 성공적으로 수행하기 위한 단계를 찾아보기(Lamport, & Hersch, 2001), ② 재료, 장비, 요구되는 시설 찾기, 그리고 ③ 재료, 교육 혹은 환경에 대한 가능한 변경 또는 수정 찾기가 포함된다. 그것은 또한 ① 과제를 수행하기 위해 필요한 기술 분석, ② 과제에 대한 재배상의, 연령, 개발의 적합성 고찰, ③ 과제가 치료적으로 적합한 품질을 가지고 있는가에 대한 확인이 포함될 수 있다. 여기에서는 요구되는 구체적인 활동과 그에 동반되는 것에 대해 알아가는 것을 포함하여 과제를 행하기 위해 필요한 단계에 초점을 맞춘다.

분석은 과제의 수행과 함께 시작된다. 경험이 많은 정원사는 종종 이 필수적인 단계를 보지 못한다. 과제나 활동에 익숙한 것이 자신감을 높여 주고 원예적 성공에 도움이 되기는 하지만, 지도자는 각 활동의 의미, 효과, 필요성을 클라이언트의 관점에서 알아야 할 필요도 있다. 더욱이 모든 정원 가꾸기 과제에 대해 여러 가지 가능한 접근법이 있을 수 있으므로 과제를 성취하는 데 선호되는 방법을 구분해 내는 것이 중요하다.

첫째, 과제가 수행될 때 치료사는 ① 과제를 수행하는 동안에 일어나는 모든 생각과 느낌, ② 과제를 완성하기 위한 신체적, 인지적 요구조건, 그리고 ③ 완성에 대한 모든 정서적 반응 등을 알고 기록해야 한다.

이것은 치료사/지도자가 활동의 몇 가지 본래의 특질과 참여자 프로그램을 하기 위해 그것이 가지고 있을 수 있는 가능한 의미를 이해하도록 도움을 줄 수 있다.

둘째, 활동에 사용하는 재료, 장비, 장소를 기록한다.

마지막으로, 활동을 수행하기 위해 필요한 작업을 확인한다. 구체적으로 식별할 수 있는 용어로 완결된 연속적인 단계를 적는다. 다시 말하면, 다른 사람이 직접 관찰할 수 있는 행동들을 적는다. 어떤 일이 일어났는지를 분명하게 보여 주기 위해 되도록 많은 세부사항을 포함해야 한다. 다른 누군가가 같은 과제를 수행하는 것을 관찰하고 연속적인 단계의 목록을 구별하기 위해 그 관찰을 이용하는 것이 도움이 된다. [제시 4-5]는 원예치료의 과제를 수행하는 데 필요한 재료와 단계를 목록으로 작성하는 기본 과제 분석의 예다.

제시 4-5 실천 예시: 과제 분석

과제: 줄기의 끝을 잘라 내어 실내 관엽식물을 번식시키기

재료: 줄기 식물, 전지가위, 화분용 흙으로 채워진 용기, 물

단계:

1. 줄기 식물의 성장 방향을 찾아서 끝을 정하라.
2. 집게손가락으로 줄기의 끝을 재라.
3. 전지가위로 끝에서 손가락 하나의 길이쯤에 위치한 지점에서 줄기를 잘라라. 자르는 지점이 반드시 적어도 세 번째 생장점의 아래에 위치하도록 하라.
4. 아래의 한두 개의 생장점에서 잎을 제거하라.
5. 약 2인치 깊이의 구멍을 만들기 위해 용기 속 흙의 중심부를 손가락으로 눌러라.
6. 맨 밑의 생장점(잎이 없는 것들)을 땅속으로 가도록 하여 구멍에 자른 것을 넣어라.
7. 똑바로 서도록 자른 부분의 주위에 흙을 부드럽게 눌러라.
8. 가지의 숫자가 원하는 정도에 이를 때까지 반복하라.
9. 물을 주라.

클라이언트가 활동을 성공적으로 성취할 수 있도록 하기 위해 기초적 수행 단계를 수정할 수도 있다. 세팅, 도구, 재료의 선택과 수행 단계의 수, 요구되는 자기주도의 정도, 혹은 허용되는 시간을 수정하는 것이 성공적 과제수행을 위하여 필요할 수도 있다. 클라이언트의 기능적 수준에 대한 지식을 기초로 하여, 치료사는 최대한 독립적으로 과제를 수행하도록 격려해야 하고, 클라이언트가 진행을 함에 따라서 수정이나 지원을 점차적으로 줄여 나가야 한다. 기본적인 과제 분석을 변경함으로써 훈련과 수행에 개인화된 접근법을 얻을 수 있다. (변경과 수정에 대한 더 많은 정보는 이 장의 후반부에 제공된다.)

수행 단계, 수정, 지지에 대해 분명한 윤곽을 잡음으로써 계속해서 클라이언트의 일관된 기대를 확보하는 것이 가능해진다. 그것은 또한 많은 트레이너들이 이것을 지속하도록 해 준다. 게다가 과제 분석은 각 단계의 수행 정도를 문서화하고, 진척 상황을 기록하며, 그 이상의 훈련이나 수정에 필요한 것을 확인하기 위해 사용될 수도 있다. [제시 4-6]은 단계의 순차적인 목록이 이떻게 사용될 수 있을시에 대한 또 다른 예시다.

제시 4-6 **실천 예시: 지시를 따르는 것의 중요성**

직업훈련 프로그램에서 외상성 혹은 후천적 뇌손상을 가진 사람은 목적으로서 다단계의 지시를 따를 수도 있다. 이 경우에 치료사는 과제를 완수하기 위한 최선의 방법을 결정하고, 분명하고 명료한 지시를 내리며, 과제를 완수하기 위해 필요한 모든 보완 전략을 제공하는 것이 중요하다. 여러 단계에 대한 점검 목록은 단기기억 상실자를 위한 보완전략의 예다.

예를 들어서, 아담은 화분에 흙을 채우고, 뿌리가 난 잘라놓은 가지를 골라서 그것을 화분으로 옮기고, 지시받은 대로 흙을 더 채우는 것보다는 조립라인의 방식으로 임무를 수행하는 것이 좋겠다고 결정을 내릴 수도 있다(한 번에 여러 개의 화분에 흙을 채우는 것 등). 그의 방법이 여전히 원하는 최종의 결과를 달성하기는 하겠지만, 그는 지시를 따른 다는 목적을 충족시키지는 못할 것이다. 이런 경우에 아담을 어떻게 다루어야 할지를 결정하는 것은 일을 감독하는 역할을 하는 치료사에게 주어질 것이다. 과정상의 변화를 주기 전에, 클라이언트가 감독자와 함께 체크하도록 요청함으로써 클라이언트는 지시를 따르는 것이 직업을 얻고 유지하는 데 중요하다는 것을 상기하게 된다. 그것은 또한 의사소통 기술과 적절한 작업행동 알려 준다.

주: 다른 유형의 집단에게는, 주어진 대로 정확하게 지시를 따르는 것이 이해와 최종 산물에 대한 클라이언트의 만족만큼 중요하지 않을 수도 있다.

학습의 유형

수행될 과제나 활동을 분석하는 것 외에도, 클라이언트에게 어떤 유형의 학습이 요구되는지에 대해 분명히 하는 것이 도움이 된다. 그 목적이 사실, 개념, 원칙, 순서, 대인기술 혹은 새로운 태도를 배우는 것인가? <표 4-2>는 각각의 유형에 대한 교수전략을 제시한 것이다 (Kemp, Morrison, & Ross, 1998). 사용할 학습과 교수 유형을 결정하기 위해서 치료사는 참여자의 능력뿐만 아니라 치료 목적도 고려해야 한다.

목적과 목표

사용할 학습기법과 훈련기법의 유형은 서비스를 받는 사람의 목표와 일치해야 한다. 예를 들어, 직업원예치료 프로그램에서 클라이언트는 <표 4-2>의 모든 내용들을 배우도록 요구받을 수도 있다. 보다 구체적으로, 클라이언트는 두 가지 서로 다른 유형의 학습인 묘목을 옮겨 심거나 협동해서 과제를 수행하는 과정을 배울 수도 있다. 그의 현재 기능과 치료 목표에 따라 초점이 달라진다.

표 4-2 실천 요령: 다양한 내용이나 수행을 위한 교수전략

내용	교수전략	원예에서의 예
사실	보여 준다, 실행한다, 연습한다	익은 토마토는 빨간색이다.
개념	보여 준다, 말해 준다, 조직한다	수확할 준비가 된 토마토를 확인한다.
원리	규칙 또는 원리를 말해 준다	식물은 자라기 위해 건강한 뿌리가 필요하다.
절차	시범을 보인다, 조직한다 상세히 말한다, 실천한다	묘목을 화분에 옮겨 심는다.
대인관계	모델을 보인다, 상상하도록 한다 연습한다	협동해서 흙을 섞고 화단을 채운다.
태도	모델을 보인다, 상상하도록 한다 연습한다	정원 가꾸기는 스트레스를 줄이는 것에 도움을 준다.

기술, 능력, 대인 경험

예상되는 학습의 유형은 또한 클라이언트의 경험 수준에 기초한다. 예를 들어, 일반적으로 사실은 그것과 관련된 원칙을 학습하기에 앞서서 이해할 필요가 있다. 비슷하게, 클라이언트에게 절차를 가르치기 전에(화초의 가지 자르기) 클라이언트가 사실(식물의 부위 구분하기와 같은)을 아는 것이 중요하다.

교수 절차를 가르치기 위한 전략

원예치료의 기초는 원예활동 또는 과제에 능동적으로 참여하는 것이다. 클라이언트는 회기 동안에 참여를 통해 기본적이거나 복잡한 과정을 수행한다. 그러므로 원예치료사는 종종 교수 절차를 가르치도록 요구된다. <표 4-2>와 같이, 교수 절차를 가르치기 위해, 치료사는 가장 흔하게 어떤 종류의 시범이나 모델을 보여 주는 것으로 시작한다. 이와 같은 일반적인 훈련 기법뿐만 아니라, 언어적, 신체적 방법에 대한 서술은 다양한 참여자의 훈련 요구들을 충족시키기 위한 치료사의 선택권을 부여하기 위해 [제시 4-7]에서 보여 주고 있다 (Callahan & Garner, 1997).

세팅과 서비스를 받는 클라이언트에 따라서, 원예치료사는 이 기법들이 각각 유용하다는 것을 발견할 수 있다. 언어적 지시가 시범이나 신체적 신호와 함께 주어질 때처럼, 몇 가지 기법을 결합할 수도 있다. 일반적으로, 원예치료사는 독립심을 격려하고 존중을 표하기 위해 개입을 최소한으로 하는 기법이나 지원을 선택해야 한다. 훈련기법을 선택할 때 고려해야 할 다른 요소들에는 클라이언트의 개인적인 학습 방식, 안전문제 등이 포함된다.

학습 방식

지도자는 여러 가지 교수 기법을 사용해서 다양한 학습 방식을 활용할 수도 있다. 사람은 정보를 모으고 처리하는 한 가지 방법을 선호하거나 그것에 집중하는 경향이 있다. 정보를 학습하고 보유하기 위해 시각적, 청각적 또는 운동감각적 과정을 선호할 수도 있다. 비슷하게 사람은 다양한 방법으로 정보를 가공하고 폭넓은 개념을 생각하거나 순차적 방식으로, 혹은 직관이나 관찰 등에 의해 가장 잘 학습한다.

안전 문제

안전한 작업환경을 유지할 수 있는 훈련기법을 선택하라. 예를 들어, 번식을 위해서 화초의 가지를 자르는 것을 알지 못하는 4세 아동을 가르치기 위해서는 신체적 도움이 필요하다.

원예적 성공의 중요성

매력적이고, 잘 정돈된 정원환경에 필요한 것과 생산량의 수요를 기초로 훈련기법을 선택하라. 다시 말하면, 제공되는 원예 프로그램의 유형에서 최종 생산물과 활동 과정을 비교적 중요하게 여겨야 한다. 잘 보존된 정원과 성공적인 식물의 성장이 일반적으로 바람직하고 참여자에게 동기를 부여한다는 것을 명심하라.

제시 4-7 실천 요령: 훈련기법

시범—목표 혹은 수행을 보여 준다.

- 평범하고 자연스러운 교수 또는 훈련을 사용한다.
- 절차를 수행하기에 무난한 방법을 보여 준다.
- 클라이언트가 주의 깊게 관찰을 하도록 요청한다.
- 생산품(활동)의 최종 결과를 볼 수 있도록 학습을 돕고 자신감을 준다.
- 세부 사항이나 정황을 설명하기 위해 언어적 정보가 종종 수반된다.
- 활동을 시작하라—보통은 클라이언트가 시작하기 전에 시작된다.

언어적 기술—언어적 교육, 지시 또는 암시를 사용한다.

- 치료사가 세부 사항이나 더 큰 배경을 설명하도록 하라.
- 클라이언트가 다음 단계를 시작하거나 동작을 수정하도록 신호를 하거나 알려 줄 수 있다.
- 시끄러운 상황이나 대화가 동시에 이루어지면 정보의 과부하가 걸릴 수 있다.

신체적 신호—가르치거나 유도하기 위해 신체적 동작을 사용한다.

- 다음의 것들이 포함된다.
  - 몸짓: 다음 단계를 알려 주기 위해 물건이나 장소를 가리키기

–모델링: 말을 하지 않고 바람직한 몸짓으로 나타내기; 필요한 동작 흉내
내기

- 시끄러운 시설이나 언어적 장벽이 존재할 때 효과가 있다.

신체적 보조–과제를 수행할 때 클라이언트를 돕기 위해 번갈아서 동작을 해 준다.

- 심각한 인지적, 감각적 혹은 신체적 장애를 가진 사람들에게 유용할 수 있다.
- 안전이 문제가 될 때 유용할 수 있다.
- 이 방법은 클라이언트의 독립성을 최소화시키므로, 꼭 필요한 때에만 사용하라.
- 온화하고 존중적으로 대하라. 강요하지 마라. 클라이언트의 반응을 반드시 알아내라(판단하라).

변경과 수정

원예치료 프로그램의 서비스를 받는 사람의 다양한 필요와 목적 그리고 능력을 충족시키기 위해, 지도자는 방법을 변형하고 수행할 활동을 수정한다. 앞서 언급한 것처럼, 계획된 활동은 참여자에게 접근 가능해야 하고, 그들의 나이와 능력에 적합해야 한다. 원예를 사용함으로써 모든 주어진 과제를 달성하기 위한 많은 단계와 방법이 가능하다. 활동에 대한 조정은 각 클라이언트의 지식을 기초로 하여 미리 계획해 두고 과제분석에서 나타낼 수 있다. 그러나 실제로, 치료사는 활동 중에 보이는 개인의 기능에 따라서 현장에서 과제의 여러 가지 측면을 수정하는 것이 요구된다. 예를 들어, 어떤 사람은 약이나 질병

때문에 보통보다 더 많은 지시가 필요할 수도 있다. 감정적인 사건을 막 경험한 사람은 온실의 활동 공간에서 나는 소음이나 주의를 산만하게 하는 것들에 당황할 수 있다. 또한 대부분의 원예치료 활동은 집단으로 이루어지기 때문에 다양한 분위기, 다양한 인지적 기능, 신체능력 및 사회적 기술과 마주치게 된다. 서비스를 받는 사람에 대한 친절함과 유연성은 원예치료사에게 필요한 필수적 재능이다.

변경

변경에는 클라이언트가 목적에 도달할 수 있도록 하기 위해 과제의 성취를 위한 수단을 변경하는 것이 포함된다. 거기에는 도구, 환경, 클라이언트의 위치 그리고 제공되는 교육에 대한 변경이 필요하다(Hagedorn, 2000). 활동의 산물이나 최종 결과는 변하지 않는다(Lamport, Coffey, & Hersch, 2001).

예를 들어, [제시 4-5]에 제시한 과제 분석에서, 과제 그 자체의 최종 결과는 잘라 낸 묘목을 올바르게 심고 물을 주는 것이다. 도구로 끝이 둥근 가위를 사용하도록 변경을 함으로써 어린 아동도 성공적으로 과제를 수행할 수 있고 안전할 수 있다. 자폐를 가진 사람에게, 그가 당면한 과제에 집중할 수 있도록 하기 위해서 단계의 전체 과정이 온실이나 실습실의 조용한 지역에서 개별적으로 수행되도록 환경을 바꾸는 것이 필요할지도 모른다. (비록 이 책의 범위 밖에 있는 문제이지만, 온실의 설계가 원예치료 프로그램에 필요한 또 한 가지 변경이다.) 정원용 작업대에서처럼 서 있는 자세로 과제를 수행하는 것은 서 있기 지구력을 키우기 위해 물건을 올려 놓고 작업하는 기회를 제공하는 일종의 위치의 변경이다. 주어지는 교육의 유형과 빈도도 프로그램 참여자의 목적과 능력, 욕구에 따라 변경할 수 있다. 일련의 단계를 기억하고 따를 수 없는 클라이언트에게는 한 단계의 언어적 지시가 필요할 수도 있다. [제시 4-7]에서는 고려해 볼 수 있는 훈련에 사용되는 여러 가지 유형의 교육들을 보여 준다. 이 예에서, 변경의 목적은 어떻게 과제가 능력과 방법을 조화시켜서 클라이언트에 의해 완수될 수 있는지를 바꾸는 것이다.

수정

과제를 성취하기 위해 사용하는 방법을 변경하는 것 외에, 클라이언트에게 요구하는 수행의 정도를 확대 또는 축소하기 위해 과제 그 자체를 수정할 수 있다(Hagedorn, 2000). 클라이언트가 발전할 때는 확대 변경이 이루어질 수도 있고, 쇠퇴할 때는 전체적 참여와 목적 달성을 쉽게 만들 수도 있다. 가지 끝 자르기 과제에 대한 수정([제시 4-5])은 다음과 같다.

- 활동에 허용되는 시간의 길이를 변경하거나 주어진 시간 동안에

기대되는 자르기의 수 수정

- 회기 전에 화분에 심을 묘목을 준비해서 난이도나 복잡성 수정
- 과제의 사회적 측면 변경에 의해 활동(신체적, 감각적, 사회적, 지각적 또는 인지적이 될 수 있는)의 수요를 수정 – 집단 구성원에게 도구와 재료 나누기를 요구하기

다시 말해서, 그 개념은 과제를 수행할 사람의 욕구와 능력에 맞추어서 과제 그 자체를 수정하는 것이다.

추천 사항

원예치료에 대한 변경과 수정을 선택할 때 고려해야 할 추가 원칙들은 표준화와 권한 부여다. 활동은 참여자에게 정상적이고 실질적인 방식으로 이루어져야 한다. 예를 들어, 가능하면 정원 자체에서 정원 가꾸기 회기를 하라. 활동이 서비스를 받는 사람의 정상적인 틀에 맞아야 하고 연령적으로도 적절해야 한다. 클라이언트는 정원의 특징, 적절한 도전, 기회가 계획에 반영되도록 선택권을 받음으로써 독립적으로 활동을 수행하도록 권한을 부여받을 수 있다. [제시 4-8]은 독립성과 권한 부여를 증진하기 위한 예시다.

치료사는 필요한 만큼만 활동을 수정하도록 신경을 쓰고, 최소한의 침범으로 정원 가꾸기 경험의 정수를 클라이언트가 경험하도록 해야

한다(Buettner & Martin, 1995). 수정은 참여자와 집단이 정해진 목적과 목표를 달성하도록 도움을 주어야 한다. [제시 4-9]와 <표 4-3>은 기본적인 활동이 특정 집단과 목적을 위해 어떻게 변화될 수 있는지를 보여 준다. 정신병을 가진 사람과 작업을 하는 방법에 대한 개념은 부록 D에 제시되어 있다. 이러한 접근법은 정신건강 분야 이상의 많은 다른 세팅에서도 적용될 수 있다. 예를 들어, 심각한 우울증의 범주하에서 확인된 한 가지 문제는 많은 사람과 세팅 전반에서 나타날 수 있는 낮은 자존감이다. 각 개념은 클라이언트가 직면한 문제를 다루도록 의도되었다는 것을 유념하라.

제시 4-8 실천 요령: 독립성 촉진하기

가능한 최고등급의 독립성을 촉진하는 것이 대부분 원예치료 프로그램의 목적이다. 클라이언트 집단과 프로그램 유형에 따라서 기술이 달라지지만, 그 결과는 능력을 주고, 동기를 부여하며, 자신감과 자존감을 향상시킨다. 다음은 몇 개의 예시다.

- 생활환경에 대해 어떤 통제력을 제공할 수 있는 적절한 범위 내에서 선택권을 제공하고 생활방식에 대한 만족감을 향상시킨다. 이것은 세 가지 색의 리본 중에서 한 가지 선택권을 제공하거나 어떤 토마토 모종을 심을 것인지를 결정하도록 하는 것을 의미할 수도 있다.
- 프로젝트에 필요한 재료를 공급하지만, 각자의 앞에 놓인 재료를 모두 갖기보다는 참여자들에게 그들이 필요로 하는 품목의 장소를 찾아내도록 격려하고, 알맞은 물건을 요청하고 직접 그것을 얻도록 하는 것이다.

- 집단 구성원이 자신이 과제를 성취하는 방식에 영향을 끼치는 선택을 하고, 정원에 추가할 품목이나 상황(예: 바질의 진딧물)을 다루는 방법을 선택하도록 함으로써 문제해결력을 증진한다.
- 서 있거나, 의자나 휠체어에 앉아 있거나 혹은 땅바닥에 앉아 있어야 할 필요가 있는 사람에게 정원 가꾸기의 기회를 제공하기 위해 다양한 높이의 컨테이너 가든이나 높인 재배상을 준비하라.

제시 4-9 실천 예시: 활동 변경하기 및 수정하기

탁상용 토피어리를 만들기 위해서, 클라이언트는 비닐이 코팅된 12번(굵기) 구리선으로 모양 만들어서 직접 자신의 틀을 제작한다. 틀과 흙, 아이비를 적절한 크기의 화분에 위치시킨다. 아이비를 틀 주위에 부드럽게 감으면 프로젝트가 완성된다. 기본적인 활동이 다음의 집단에게 어떻게 수정 그리고/또는 변경되는지 주목하라.

요양원의 노인들

회기의 목적은 거주자들 사이의 사회적 상호작용을 자극하고, 창조적인 표현과 추억을 위한 기회를 제공하는 것이다.

노인들은 겨울에 있는 축제일에 쓸 상록수, 화환, 별 등의 모양을 만들도록 지시를 받는다. 추가 장식을 할 수 있도록 그들에게 아이비 이외에도 리본과 드라이플라워도 제공된다. 축제일의 장식과 전통을 토론에 포함시킨다. 관절염이나 쥐는 힘이 약한 사람을 위해 14~16번 철사와 같이 구부리기 쉬운 것을 사용하도록 한다.

만성적 질병을 가진 성인

이 지지 집단의 초점은 참여자들의 삶을 새로운 방향으로 만들어 가기 위한 전략을 토론하고 삶에서 지지를 필요로 하는 분야를 참여자들이 확인하도록 도움을 주는 토론을 촉진하는 것이다. 클라이언트들은 성장을 상징하는 모양과 자신이 의도하는 변화를 만들도록 지시를 받는다. 최대한의 창조력을 발휘하도록 와이어 커터와 드라이플라워, 파이프클리너, 크래프트 막대, 리본 등과 같은 액세서리도 제공한다.

정신지체를 가진 성인

직업 프로그램에서, 봄 세일 기간에 판매할 토피어리 화환을 만들 것이다. 클라이언트는 판매할 수 있는 제품을 만들기 위해 일관성을 갖고 다음의 방향으로 작업한다. 틀을 균일하게 만들기 위해서 형틀을 사용할 것이다. 작업대 표면에 테이프로 붙여놓은 그림으로 된 점검표는 클라이언트가 틀과 식물을 토피어리로 만드는 데 도움을 줄 것이다.

표 4-3 실천 예시: 변 경

장애/질병	변경
정신지체(MR)/발달장애(DD)	• 식물 선택의 숫자를 제한한다. • 연약한 식물보다는 튼튼한 식물을 사용한다.
고관절 혹은 무릎 교체	• 서 있는 것을 장려하기 위해 식재 표면을 높인다. • 과정에 집중하도록 선택할 다양한 식물과 액세서리를 제공한다.
뇌졸중, 왼쪽에 영향을 입음	• 왼손을 사용하고 작업장을 시각적으로 자세히 보도록 참여자의 왼쪽에 몇 가지 재료를 놓아둔다. • 계획을 하고 조직하도록 몇 가지 선택을 제공한다.
만성적 질병	• 건강 유지를 위해 현재의 단기와 장기목적을 나타내는 참여자가 고를 수 있도록 폭넓고 다양한 식물을 제공한다.

주: 디시가든을 만드는 활동을 할 때, 이 예시는 같은 활동이 독립심을 부여하거나 또는 치료 욕구들을 기초로 해서 어떻게 변경될 수 있는지를 설명한다.

요 약

프로그램 참여자의 잠재적 목적달성을 최대화하기 위해, 원예치료사는 일상의 상호작용과 프로그래밍에서 채택하는 많은 기술과 기법들을 획득하고 실천할 필요가 있다. 이 장에서는 다음의 내용을 설명했다.

- 기법 촉진
- 자아의 치료적 이용
- 동기부여와 행동 관리
- 훈련 방법
- 변경과 수정

이 모두는 효과적인 치료와 긍정적인 결과를 위해 원예치료사가 사용하는 필수적인 도구들이다.

참고문헌

Austin, David R. (1991). *Therapeutic recreation: Processes and techniques.* Second edition. Champaign, IL: Sagamore Publishing.

Buettner, Linda and Shelley L. Martin (1995). *Therapeutic recreation in the nursing home.* State College, PA: Venture Publishing.

Callahan, Michael J. and J. Bradley Garner (1997). *keys to the workplace: Skills and supports for people with disabilities.* Baltimore, MD: Paul H. Brookes Publishing.

Finlay, Linda (1993). *Groupwork in occupational therapy.* Cheltenham, UK: Stanley Thornes, LTD.

Haas, Karen L. and Robert McCartney (1996). *The therapeutic quality of plants. Journal of therapeutic Horticulture* VIII: 61-67.

Hagedorn, Rosemary (2000). *Tools for practice in occupational therapy: A structured approach to core skills and processes.* London, UK: Churchill Livingstone.

Kemp, Jerrold E., Gary R. Morrison, and Steven M. Ross (1998). *Designing effective instruction.* Upper Saddle River, NJ: Prentice-Hall.

Lamport, Nancy C., Margaret S. Coffey, and Gayle I. Hersch (2001). *Activity analysis & application.* Thorofare, NJ: SLACK, Inc.

Murrey, Gregory J., Ann Wedel, and Jeff Dirks (2001). A horticultural therapy program for brain injury patients with neurobehavioral disorders. *Journal of Therapeutic Horticulture* XII:4-8.

Schwebel, Andrew J. (1993). Psychological principles applied in horticultural therapy. *Journal of Therapeutic Horticulture* VII: 3-12.

Toseland, Ronald W, and Robert F. Rivas (2001). *An introduction to group work practice* (Fourth edition). Needham Heights, MA: Allyn and Bacon.

5

문서 작성하기: 결과를 기록하는 전문적 과정

Chapter 5

문서 작성하기: 결과를 기록하는 전문적 과정

Sarah Sieradzki

서 론

원예치료의 결과를 문서로 작성하는 것은 전문적 실행의 필수적 부분이다. 이 장에서는 치료 결과를 문서로 작성하는 것의 중요한 이유를 토론하고, 문서 작성의 효과성과 전문성을 보장하기 위한 일반적인 지침을 제공한다. 또한 문서 작성에 대한 구체적인 측면을 토론할 것이며, 다음의 내용이 포함된다.

- 각 클라이언트에게 원예치료를 제공할 때 문서 작성의 유형

- 평가, 중재 또는 실행 계획, 관찰 기록, 종결 요약에 대한 자세한 정보
- 서면과 언어적 의사소통을 효과적으로 만드는 방법
- 집단에 원예치료를 제공할 때 사용되는 문서화의 유형

문서 작성의 목적과 중요성

원예치료 프로그램이 치료를 위한 세팅에서든, 직업을 위한 세팅에서든, 또는 사회적 세팅에서든 간에, 문서 작성은 전문적 프로그램과 비전문적 프로그램의 중요한 차이를 제공한다. 다음의 목록은 문서 작성의 목적이다.

- 전문가적 책임과 의무를 충족시킨다.
- 서비스와 실행 과정에 대한 서면 기록을 제공한다.
- 치료 팀 또는 다른 분야의 사람과 의사소통을 제공한다.
- 클라이언트의 진행 상황을 점검하고 결과를 설명한다.
- 규제기관 혹은 인가기관의 요구를 충족시킨다.
- 서비스에 대한 비용을 받을 수 있는 정보를 제공한다.
- 연구, 과정에 대한 점검, 서비스의 질에 대한 자료를 제공한다.
- 원예치료가 신뢰와 인정을 얻도록 도움을 준다.

- 프로그램 평가, 변경과 수정에 대한 정보를 제공한다.

문서 작성은 클라이언트의 기능을 평가하기, 욕구 확인하기, 목적 세우기, 클라이언트의 발달을 점검하고 보고하기, 클라이언트의 발달을 높이기 위한 피드백에 따라 프로그램 수정하기, 그리고 원예치료의 긍정적 결과를 보고하기에 대한 전반적 과정의 기록이다. 치료 팀과 구두 및 서면 의사소통은 클라이언트의 발전에 대한 귀중한 정보를 제공하기 위해 필수적이다. 효과적인 의사소통은 원예치료에 대한 신뢰를 쌓고 소중한 직업으로서 인정을 얻기 위해 도움이 된다.

원예치료 프로그램에서 문서 작성은 실행 과정에서 없어서는 안 될 부분이다. <표 5-1>은 실행절차에 대한 의료적, 교육적, 그리고 법률적으로 문서화된 기록을 제공하며, 다른 분야의 관계자에게 클라이언트에 대한 중요한 정보를 제공한다. 치료 절차의 각 단계를 문서화하는 것에 대한 자세한 정보는 이 장의 뒤에서 제공할 것이다.

많은 의료서비스, 재활 그리고 교육 세팅에서 지방, 주 그리고 연방 법률은 문서 작성을 제도화하였다. 각각의 특정한 시설에서 모든 허가 및 관리 당국의 구체적인 법률을 아는 것은 문서 작성에서 기준과 요건의 충족을 확보하는 데 대단히 중요하다. 이 관리 당국들에는 미국 건강관리단체 인증 합동위원회(JCAHO), 미국재활시설 인증 위원회(CARF), 미국노인의료보험제도(Medicare), 국민의료보조제도(Medicaid), 그리고 미국 주 특수교육국, 보건국, 정신보건국이 포함

표 5-1 실천 예시: 다양한 유형의 원예치료 프로그램의 문서 작성

원예치료 프로그램의 유형	프로그램 모형	원예치료 프로그램의 목적	문서 작성의 의도
치료적	**의료** 시설에는 다음이 포함된다. 병원, 전문요양시설, 장기요양시설, 재활센터, 통증관리 프로그램, 정신보건시설, 외래환자 클리닉, 집단 홈, 특수교육시설, 물질 남용/중독 치료 프로그램, 호스피스	질병 또는 상해로부터 회복 또는 관리 삶의 질 개선과 기능적 독립	원예치료 활동이 어떻게 클라이언트에게 치료목표를 이루도록 하는가를 설명 치료 팀이나 다른 관련자에게 정보 제공 관리 당국의 요건 충족
직업적	**득활(得活)/재활** 시설에는 다음이 포함된다. 특수교육시설, 정신지체와 발달장애(MRDD) 프로그램, 보호작업장, 재활센터, 직업강화 프로그램, 교정시설(교도소), 위기청소년 프로그램, 외상성 뇌손상 프로그램	취업능력을 최대화하기 위한 특별직업기술 증대 다른 사람들과 함께 일하는 능력과 기능적 독립의 최대화	원예치료 활동이 어떻게 클라이언트에게 직업훈련 목적을 성취하게 하는지 설명 다른 관련자에게 정보 제공 관리당국의 요건 충족
사회적, 웰니스	**커뮤니티 집단** 시설에는 다음이 포함된다. 커뮤니티 가든, 수목원, 노인 주간관리 시설, 커뮤니티 웰니스 프로그램 가든 클럽, 정신보건 주간치료 프로그램, 사회복지기관, 지지 집단, 치매 프로그램	개인의 만족, 삶의 질, 안녕감을 고양시킴 웰니스 향상능력 증대, 질병의 방지 혹은 건강 문제에 대처	원예치료 활동이 어떻게 개인/집단의 웰니스를 고양하고 삶의 질을 향상시킬 수 있는지 설명

된다. 이 관리 당국들은 치료 비용을 정당화하고 서비스의 질을 보장하기 위해, 엄격하고 전문적인 기준을 세움으로써 소비자를 보호하는 규정을 마련하고 있다. 문서 작성의 의무를 완수하기 위해서는 윤리적이고 성실하게 시간과 노력을 들여야 한다.

시기적절하고 포괄적인 방식으로 문서의 규정을 충족시키지 못하면, 법률적으로나 재정적으로 심각한 결과를 초래할 수 있다. 보험사들은 또한 원예치료 서비스에 대해 변제를 제공하기 전에 문서 제출을 요구할 수도 있다. 문서 작성의 세부 사항에 주의를 기울이는 것은 주어지는 서비스의 질을 나타낼 것이다.

이 장에서 다루는 문서 작성의 유형 이외에도, 문서 작성으로 다른 목적으로 수집하고 사용할 수 있는 자료 기록을 얻게 된다. 예를 들어, 많은 시설들은 서비스 질의 보장과 개선을 위해 과정감시 절차를 사용한다. 문서 작성은 또한 특별한 원예 프로그램의 서비스와 결과의 향상을 목적으로 하는 프로그램 평가의 귀중한 정보를 제공하기 위해 쓰일 수도 있다. 더욱이 문서로 된 자료는 수집하고 평가하고 측정할 수 있으며, 원예치료의 가치와 혜택을 나타내는 증거를 높이기 위해 연구 목적으로 보고될 수도 있다. 이와 같은 결과, 연구들은 전문적 이미지와 전문 영역의 시각화를 증진시킨다.

원예치료 문서 작성을 위한 일반적 지침

작성된 문서를 읽게 될 사람, 집단, 규정, 원예치료 프로그램의 유형이 다르기 때문에, 각각의 세팅은 구체적인 필요를 충족시킬 수 있도록 하기 위해 문서 작성을 거기에 맞추는 것이 필요하다. 그러나 그 효과성을 최대화하기 위해서는 모든 문서 작성은 다음의 목록에 기술된 것처럼 특정 지침을 따르는 것에서 유익을 얻게 된다.

- 시기적으로 맞게
- 날짜와 서명이 되게
- 조직적이고 읽기 쉽게
- 장면과 인구집단에 구체적으로
- 분명하고 이해 가능하게
- 알기 쉽고 간결하게
- 전문적이며 좋은 글로
- 의미 있고 관련이 있게
- 정확하고 객관적으로
- 기밀로 유지되도록
- 목표 독자(청중) 지향적으로

이와 같은 지침은 각 원예치료 세팅에서 사용할 문서 작성의 특정한 문서 작성의 양식을 설계하는 과정에서도 도움이 된다.

어떤 기록 방법을 선택하든 간에, 문서 작성이 목표 독자에 의미 있는 것이 되려면 시기에 알맞게 작성되고 공유되어야 한다. 의료서비스와 교육적 세팅에서는 여러 가지 유형의 문서 작성이 언제 작성되어야 하는지에 대한 시간의 변수를 정하는 규정이 있을 수 있다. 문서 작성이 요구되는 마감시한까지 작성될 수 있도록 각각의 원예치료 세팅의 독특한 요건들을 아는 것이 중요하다. 더 재미있고 창조적인 프로그램 개발 업무와 주어진 집단에 원예치료를 제공하는 것에 사로잡혀서 필수적인 문서 작성을 위한 적절한 시간을 남겨두지 않기가 쉽다. 문서 작성을 시기에 맞게 할 수 있도록 하기 위해서는 문서 작성 시간을 하루 단위의 계획으로 세우는 것이 중요하다.

문서 작성은 제공되는 치료에 대한 공식적 기록을 제공한다는 것을 명심하라. 그러므로 각 서류의 작성에 서명을 하고 날짜를 기록하는 것은 중요하다. 문서에 서명을 할 때는 서명 앞에 전문 자격을 기입하라.

문서 작성을 조직적이고 읽기 쉬운 상태로 유지하라. 되도록 간단한 양식을 사용하는 것이 일반적으로 도움이 된다. 문서 작성을 할 때, 직접적이고 간결하며 적절해야 한다. 중요한 관찰 사항과 적절한 세부 사항들만을 포함하고, 관계있는 사항은 함께 기입하라. 가장 중요한 점들을 먼저 시작함으로써 강조점을 두고 중요한 순서대로 진행하라.

특정한 집단이나 장소에 적합한 양식을 사용하라. 그리고 목표 독자의 필요를 기준으로 내용을 결정하라. 문서 작성을 위한 양식을 개발할 때 기록을 읽게 될 사람의 필요를 충족시키는 것이 중요하다. 여기에는 관리 당국과 인정 기관, 서비스 대금을 지불하도록 요청받은 보험사, 치료 팀을 구성하는 다른 분야의 사람들, 가족 구성원 그리고 특별한 경우에는 클라이언트가 포함될 수 있다. 양식은 프로그램의 필요에 요구되는 만큼 간결하거나 포괄적으로 구성할 수 있다. 문서 작성의 목적을 위해 할당될 시간을 고려하는 것도 도움이 된다. 체크리스트, 도표, 조사 혹은 그래프가 더 많은 시간을 소비하는 이야기체의 기술을 사용하는 것보다 문서 작성의 임무를 단순하게 하는 방법이 될 수 있다. 비슷한 시설의 다른 원예치료사들과 연결망을 형성하는 것이 쉽고, 효과적인 문서 작성의 양식에 대한 아이디어를 제공해 줄 수도 있다.

원예치료 절차와 클라이언트의 발전을 문서로 작성할 때 명료하도록 노력하라. 불필요한 은어나 쉽게 오해할 수 있는 다른 용어들은 피하라. 문서상에서 실마리를 쉽게 얻어 낼 수 있는 경우가 아니라면, 혼란스러운 약어를 사용하지 않도록 하라. '공평한' 또는 '빈약한' 과 같은 애매모호한 용어들은 측정 가능한 표현이 아니므로 도움이 되지 않는다. 문서가 존재한다는 것이 그것을 만들기 위해 들어간 노력과 시간에 대해 많은 것을 말해 준다는 것을 명심하라. 질이 높은 문서 작성은 질이 높은 원예치료 프로그램을 구체적으로 나타내는 것이다. 검정 펜은 읽기가 가장 쉽기 때문에 일반적으로 전문적 문서 작성에 가장 적합하게 여겨진다. 만약 문서 작성 시 실수가 생길 때, 그것을 수정하는 합법적인 방법은 그것을 한 줄로 긋고 작성자의 이니셜과 함께 '실수' 라는 표현을 덧붙인다.

문서 작성은 전문적이어야 하고 잘 작성되어야 한다. 원예치료의 문서를 작성할 때는 항상 올바른 철자법과 구두점을 사용하라. 이야기체의 기술을 할 때는 완전한 문장, 올바른 문장 구조 그리고 올바른 문법을 사용하라. 문서 작성은 '나' 라는 말 대신에 '치료사' '직원' 이라는 말을 사용하여 보통 3인칭으로 이루어진다.

한 개인을 은어나 화려한 말로 표현하기보다는 분명한 개념을 표현하도록 문서를 작성하라. 문서 작성을 의미 있고 관련성이 있도록 하라. 문서를 읽게 될 사람에게 쓸모가 있을 가장 중요한 정보를 적어라. 이것은 보통 클라이언트의 기능적 능력과 미리 세워둔 치료 목적으로의 발전에 초점을 맞추는 것을 의미한다. 원예치료에서는 클라이언트가 실제로 활동을 수행하는 것을 관찰할 때 독특한 관점이 있다. 그러므로 치료사는 클라이언트의 과제 수행과 기술을 조직하는 것에 대해 의사소통할 적절한 정보를 가지고 있을 수 있다. 애매한 보고는 클라이언트와 활동을 관찰하는 것의 중요성을 모호하게 할 것이다. 되도록 측정 가능한 용어를 사용하고, 실질적 정보를 기록하라. 전문적인 문서 작성에는 선입견이 없다. 원예치료의 절차가 원하는 만큼 만족스럽지 않거나 목표가 달성되지 않았더라도 진실이 중요하다.

보고를 할 때는 서술적이고 객관적이 되라. 원예치료 활동 회기 동안에 실제로 일어난 일에 대해 관찰한 것을 보고할 때 사실적이 되는 것이 보통 가장 좋다. 보고를 할 때 추론을 하거나 가정을 하지 않도록 주의하라. 선입견이나 개인적 의견을 나타내는 직원의 언급은 적절치 않다. '멋진' '유쾌한' 그리고 '행실이 좋은'과 같은 가치판단은 또한 유용하거나 적절하지 않다. 되도록 측정 가능한 용어를 사용하는 것이 도움이 된다(예로 부록 A를 보라.). 그리고 원예치료 회기 동안에 일어난 이야기를 할 때에는 서술적인 언어를 사용하라. 주어진 시간과 공간적 제약에서 되도록 전체적으로 그리고 포괄적으로 적어라. 오해의 소지가 있는 애매한 용어를 사용하지 말라.

클라이언트에 대한 모든 문서 작성은 반드시 기밀로 유지되어야 한다. 문서는 필요한 치료 팀이나 다른 직원들과 공유될 수 있을 뿐이다. 만일 문서가 보험회사나 다른 기관에 열람될 필요가 있다면, 클라이언트나 클라이언트의 후견인으로부터 허가를 얻어야 한다. 많은 지방, 주, 연방의 관리기관들은 반드시 지켜야 하는 엄격한 기밀 기준을 가지고 있다. 그렇게 하지 않으면 법적 문제가 발생할 수 있다.

개인별 문서 작성

고려 사항

치료적, 직업적 유형의 원예치료 프로그램은 일반적으로 치료적 과정의 모든 단계에서 각 클라이언트에 대한 문서 작성을 하도록 요구한다. <표 5-2>를 보라. 특수교육 시설에서는 개인교육계획(IEPs)과 같은 문서 작성을 명령할 수도 있다.

표 5-2 실천 요령: 문서 작성과 치료적 과정

치료적 과정의 단계	적용할 수 있는 문서 작성
클라이언트의 능력을 결정하고 필요한 것을 확인하는 초기 평가	초기 평가 보고서
중재 계획의 일부로서 치료 목적과 목표 설정	장기 목적과 단기 목표, 특별한 중재를 얼마나 자주 실행할 것인지, 목적달성을 위한 목표날짜 그리고 치료를 제공하는 것을 누가 책임질 것인지를 포함하는 서면 치료 계획
원예치료 활동을 통한 중재(개인 혹은 집단으로)	적응 도구와 기법, 사용하는 방법의 기록을 포함하여 개인 또는 집단의 치료 회기 관찰지
계속적인 평가를 통한 경과를 보고하고, 점검하기	규정된 간격으로 목적 갱신을 포함하여 경과 기록
최대화된 진전을 위한 치료의 수정	목적의 변경 혹은 추가, 수정과 발전 결과의 진행 기록지
치료 결과 보고	목적의 결과를 포함하여 요약하기

어떤 세팅에서는 문서 작성에 쓸 양식을 이미 만들었을 수도 있다. 다른 세팅에서는 원예치료의 직원이 문서 작성을 위한 자신의 양식을 설계할 책임을 질 수도 있다. 어떤 세팅은 컴퓨터로 작성한 문서 작성을 이용할 수도 있고, 다른 세팅은 서면 그리고/혹은 구두의 보고를 채택하기도 할 것이다.

개인별 문서 작성의 유형

치료적 과정의 각 단계에서 원예치료 순서와 결과를 보고하기 위해 필요한 정보를 얻으려고 여러 가지 유형의 문서 작성이 필요할 수도 있다. 문서 작성의 각 유형은 문서의 목적, 방법과 절차, 시기, 가능한 양식, 내용을 포함해서 다음에 자세하게 기술되어 있다. 문서 작성의 예는 부록 C와 E에 수록되어 있다.

초기 평가

의도: 초기 평가는 클라이언트의 현재 기능 수준을 결정하고, 필요한 치료를 확인하기 위해 수행된다. 초기 평가의 구체적인 양식, 방법과 내용은 관리 당국과 허가 당국의 요구 조건뿐만 아니라 시설의 치료 집단과 현장에 따라 달라진다.

방법과 절차: 자기 보고 조사(self-reporting surveys), 표준화된 평가 혹은 클라이언트의 평가 과제 수행 관찰 이용하기를 포함하여 클라이

언트의 현재 기능 수준과 치료의 욕구를 결정하는 다양한 방법들이 있다. 상황에 따른 평가는 원예활동을 하는 동안 클라이언트의 행동에 대한 관찰이다. 작업예시는 구체적인 시간 내에 완성된 표준화되고 고도로 구조화된 구체적인 과제다. 일정한 시간의 과제에서 이루어진 일의 양과 클라이언트의 정확성에 대한 측정이 이루어진다.

시기: 초기 평가는 클라이언트에 대해 언급되고 난 이후에, 그리고 치료목적과 중재 계획을 세우기에 앞서서 되도록 빨리 이루어져야 한. 어떤 세팅에서는 평가 과정의 완성을 위해 일정한 시간을 둔다.

가능한 양식: 초기 평가는 간단한 자기정보 점검 목록에서 더 포괄적인 도표에 이르기까지 다양한 양식으로 작성될 수 있다. 클라이언트의 발전을 결정하기 위해 계속적인 재평가가 이루어지는 세팅에서, 초기 평가는 이러한 주기적인 개정을 문서로 작성하기 위한 추가란을 포함할 수도 있다. 부록 C는 평가 양식의 예시를 제공하고 있다.

내용 분야: 대부분의 초기 평가에서는 한계와 욕구뿐 아니라 클라이언트의 강점과 능력도 확인한다. 구체적인 내용은 현장의 요건, 인원, 관리 당국, 목표 참여자에 따라서 다양하다. 직업 훈련 세팅에서 대부분의 초기 평가에는 클라이언트의 인지기능, 과제수행 기술, 협동의 태도와 행동 그리고 직업학교 입학 전의 기술에 대한 정보가 포함된다. 의료서비스 세팅에서는 평가 내용에 근육과 운동수행 능력, 동작의 범위, 근육의 강도, 지구력과 감각과 같은 신체 · 신경근육 기능이 포함될 수 있다. 또한 거기에는 인지기능, 과제수행 기술, 의사

소통 기술, 여가활동 기술, 대인 기술에 대한 자세한 정보가 포함될 수도 있다. 부록 C와 D는 평가 내용의 예시를 제공하고 있다.

치료 계획 또는 중재 계획

의도: 치료 또는 중재 계획에는 원예치료 직원(그리고 다른 분야 의 관련자)이 클라이언트의 확인된 욕구를 충족시키는 구체적인 방법이 개괄적으로 기술된다. 충실히 수행되면, 치료 계획에는 수행하게 될 치료와 목표 달성을 위한 일련의 매개 변수, 그리고 치료 후의 최종적 퇴원의 단계별 일정이 제공된다.

방법과 절차: 몇몇의 의료서비스, 교육적 세팅에서 시기와 기본 양식, 내용이 포함되는 여러 분야에 걸친 치료 계획이 지시된다. 치료 계획을 개발하기 위해 전체 팀이 함께 작업할 수도 있다. 예를 들어, 특별교육 세팅에서는 주와 연방법에 의해서, [제시 5-1]에 제시한 것처럼, 개인교육계획(IEP) 요건을 수립할 수도 있다. 급성환자 치료 병원세팅에서, 미국의료단체 인증 합동위원회(JCAHO)는 구체적인 시기, 내용, 두 개 분야 이상의 클라이언트 치료 계획 절차를 요구할 수 있다. 재활세팅에서, 미국재활시설 인증 위원회(CARF)는 보살핌의 계획 기준을 수립할 수 있다. 몇몇 세팅에서 원예치료사는 개별적으로 치료 계획을 개발할 수 있다. 어느 곳에서든 가능하면 목적의 확인과 수립에 클라이언트가 포함되어야 한다. 이렇게 함으로써 최고의 우선적 목적이 클라이언트에게 가장 의미가 있는 클라이언트 중

심의 실천으로 이어지며, 이것은 또한 치료 중에 동기부여를 증가시키는 결과를 낳는다. 전형적으로 누가 치료팀에 포함되는지에 대한 정보는 제2장의 <표 2-1>를 참조하면 된다.

시기: 중재 또는 치료 계획은 초기 평가 뒤에 그리고 실질적 치료 회기를 시작하기에 앞서 되도록 빨리 작성되어야 한다.

가능한 양식: 관리 혹은 허가 당국(앞의 방법과 절차 참조.)이 치료 계획 양식에 대해 지시를 하거나 원예치료 실천 현장에서 직접 개발할 수 있다. 어떤 세팅에서는 치료 계획이 첫 평가 양식의 필수 부분이기도 한 반면, 다른 현장에서는 독립적인 서류일 수도 있다.

내용 분야: 중재 계획에는 일반적으로 클라이언트의 확인된 욕구 혹은 문제 분야, 장기 목적, 단기 행동 목표, 사용할 구체적인 중재(개인과 집단 치료 회기), 얼마나 자주, 또한 얼마나 오래 치료가 이루어져야 하는지, 치료 절차를 수행하기 위해 구체적으로 어떤 분야나 사람이 책임을 져야 하는지, 그리고 목적 달성을 위한 목표 날짜가 포함된다. 효과적인 치료 목적과 목표를 세우는 것이 이후의 과정에서 결과의 평가를 쉽게 하는 열쇠가 된다. 효과적인 목적을 작성하는 간단한 기술은 SMART 방식을 사용하는 것이다. SMART 목적은 다음과 같다.

- 구체적(Specific): 클라이언트가 무엇을 달성할 것인지를 정확하게 기술하라.

- 측정 가능(Measurable): 항목의 개수 혹은 어떤 일이 이루어져야 할 횟수를 적어라.
- 작업 지향적(Action oriented): 목적을 어떻게 달성할 것인지 동사를 사용하여 기술하라.
- 현실적(Realistic): 도전하기에 충분하지만 너무 어렵지 않게
- 시간 제한적(Time based): 마감 시간을 두라.

제시 5-1 실천 요령: 개인교육계획의 구성요소

연방정부는 확인된 장애를 가진 취학 연령 학생에 대해 개별교육계획을 위한 몇 가지 특별 구성요소를 명령했다. 주와 지방 교육위원회는 개별교육계획의 추가 구성요소를 요구할 수도 있다. 일반적으로 관습적 개별교육계획 구성요소는 다음과 같다.

- 학력, 직업학교 입학 전 기술과 직업 기술, 정신운동 기술, 자조적 기술을 포함하여 아동의 현재 교육 수준 그리고/혹은 기능수행 수준에 대한 언급
- 아동의 장애가 그의 교육 수행 능력에 어떻게 영향을 미치는가에 대해 나타내기
- 아동이 현재의 학년 동안에 합리적으로 성취할 수 있을 것으로 기대되는 연간 목적과 목적 달성의 측정을 위한 구체적 기준
- 연간 목표 달성에 대해 측정 가능한 단계를 제공하는 단기목표, 그리고 부모가 아동의 발전에 대해 정기적으로 정보를 받는 방법
- 아동의 특수한 필요를 충족시키기 위해 표준화된 검사 기간 동안 혹은 교실에서 요구되는 모든 구체적인 편의사항(도움, 수정, 지원과 같은)과 더불어 아동이 필요로 하는 특별한 교육과 관련 서비스에 대한 확인(그리고 그것의 정당성)

- 아동에게 최소한의 제한을 두도록 돕기 위해서 아동이 비장애 아동과 정규교육 프로그램에 참여하게 될 범위
- 시작하고 끝맺는 날짜, 빈도, 장소, 서비스의 지속 기간 그리고 그것들을 제공하는 것에 대해 누가 책임을 질 것인가를 포함해서 제공되는 서비스에 대한 구체적인 정보
- 아동이 대학교육, 직업훈련, 자립적으로 살아가기, 사회참여 그리고 고용(지원을 받는 고용을 포함해서)과 같은 학교 졸업 후의 목적을 달성할 수 있도록 돕기 위해 필요한 14세 이상의 아동을 위한 과도기적 서비스(관계기관 간의 책임과 다른 기관과의 연계 등)를 확인

효과적인 목적은 구체적, 측정 가능, 작업 지향적, 실제적, 한시적(마감 시한을 갖는)이어야 한다. SMART 목적은 클라이언트가 특정한 마감 시한까지 특정한 방식으로 성취하게 될 것을 간결하게 나타낸다. SMART 목적은 원예치료 서비스를 받는 개인과 집단을 위해 작성할 수 있다. 치료 회기를 끝낼 무렵에, 치료사와 클라이언트는 빠르고 쉽게 목적이 달성되었는지를 알 수 있고, 과정에 대한 문서 작성은 더 간단해 질 것이다.

무엇을 측정할 것인지를 아는 것은 흔히 목적 작성과 서류 작성의 가장 어려운 부분이다. 여러 가지 원예치료 단기 목적, 치료 활동의 예, 다양한 유형의 원예치료 프로그램에서 치료 효과를 보여 주기 위해 무엇을 측정할 것인가에 대해서는 부록 A를 참조하라. 장기 목적은 흔히 기능적 능력, 독립성, 클라이언트의 삶의 질을 향상시키는 것이다.

발전 기록

의도: 발전 기록은 이 치료에 대한 반응 안에서 클라이언트의 기능적 상태에서 나타나는 변화와 원예치료 실행회기의 지속적인 기록이다.

방법과 절차: 어떤 원예치료 프로그램에서는 각 개인 혹은 집단의 치료 회기를 한 다음 관찰 기록을 작성할 수도 있다. 또 다른 세팅에서는 발전기록을 주기적으로, 흔히 주 단위로 수행한다.

발전 상황은 질적 혹은 양적으로 측정할 수 있다. 양적인 방법을 사용할 때, 발전 상황은 셀 수 있고, 비교할 수 있으며, 양을 정할 수 있는 방법—보통 점검목록, 그래프 혹은 시간의 양에 대한 도표, 정확도의 비율 혹은 완수된 과제의 수—으로 표현된다. 질적인 방법을 사용할 때, 발전 기록은 이야기체나 사례연구와 같은 묘사적인 특징 부여를 통해 클라이언트의 행동이나 기능의 변화를 설명한다.

발전 상황을 문서로 작성하는 몇 가지 방법은 구체적인 과제를 수행하기 위해 클라이언트가 필요로 하는 지원의 수준 변화, 치료에 대한 반응으로의 변화(예: 참여의 일관된 증가), 새로운 기술 혹은 능력의 발전, 그리고 새로운 보정 기법의 습득 등이 있다.

통증, 약물치료의 변경, 질병 혹은 합병증 때문에 발전이 느려지거나(혹은 발전이 전혀 없거나) 혹은 가족이나 스케줄 잡기 문제와 같은 외적인 상황의 일시적인 방해 요인을 문서로 작성하는 것도 중요하다. 방해 요인이 밝혀지면, 인지된 이유와 발전을 고양시킬 조치를 기술하는 것이 중요하다.

시기: 어떤 세팅에서는 발전을 기록하는 빈도는 다른 것들의 빈도가 시간과 공간의 제약에 의해서 결정되는 반면, 지시에 의해 결정된다. 발전 기록은 많은 세팅에서 주간 단위로 제공된다. 재활센터, 보호 고용 혹은 거주 프로그램과 같은 장기 시설에서 발전 사이의 간격은 더 길어질 수 있다.

가능한 양식: 발전에 대한 문서 작성은 점검목록, 등급 매기기, 이야기체로 기록하는 형식을 취할 수 있다. 만일 그 시설에서 문제 지향적 의료기록을 사용한다면, 모든 관계자들이 사용하는 양식은 여기에 기술된 SOAP(Subjective, Objective, Assessment, Plan)이 될 수 있다. SOAP 문서 작성에는 다음이 포함된다.

- 클라이언트로부터의 **주관적인** 정보
- 직원의 **객관적인** 관찰과 임상 결과
- 확립된 치료 목적에 대한 발전 **평가** 혹은 재평가 자료의 해석
- 발전을 높이기 위한 모든 잠재적인 변화를 포함하는 그 이상의 치료 **계획**

다른 세팅에서는 그래프, 조사 혹은 도표가 사용될 수도 있다. 예를 들어, 직업훈련 세팅에서 문서 작성에 원예적 과제 혹은 친사회적 행동을 시행하는 단계를 수행하는 것에 대해 자세한 정보를 포함 할 수도 있다. 양식을 선별하거나 개발할 때, 문서 작성 임무를 실행하는

가장 간단하고 간결한 방식으로 포괄적인 양의 정보를 포함하는 것에 중점을 두어야 한다. 부록 C와 E는 클라이언트의 발전을 기록하기 위해 사용되는 양식을 예시하고 있다.

내용 분야: 발전 기록에는 흔히 참여에 대한 기록, 참여의 수준 혹은 질, 치료 회기에 대한 기술, 클라이언트의 행동 혹은 기능의 변화, 관련된 다른 관찰사항, 자료 재평가에 대한 치료사의 해석, 목표 달성에 대한 발전 촉진, 그 이상의 원예치료 개입이 포함된다. 미래의 계획에는 클라이언트의 발전을 높이기 위한 원예치료의 절차 수정이나 목적 변경, 또는 최초의 목표가 달성되었다면, 새로운 목적의 확인이 포함될 수 있다.

치료 종결 요약

의도: 치료 종결 요약은 전체의 실행 과정을 마치는 것이며, 마지막 재평가를 기록하고 목적 달성 갱신을 하는 보고서다. 그것은 일반적으로 결과에 대한 간결한 개요다. 그러나 그것은 간결하고 단순한 양식 내에서 가능한 포괄적일 필요가 있다. 치료 종결 요약은 서비스에 대한 결제를 할 것인지를 결정하기 위해 보험회사와 치료의 질을 확보하기 위해 관리 당국이 가장 많이 읽는 서류다.

방법과 절차: 다른 시설들이 더 자세한 최종 발전기록을 작성하는 반면에, 몇몇의 시설들은 치료 종결을 위한 별개의 양식을 사용한다. 대부분의 치료 종결 요약에서는 차후 관리를 위한 권고사항뿐 아니

라 나타난 목적 달성의 양을 문서화한다.

시기: 치료를 종결하는 기록은 원예치료 서비스가 끝나고 나면 되도록 빨리 작성해야 한다. 어떤 세팅에서는 관리 당국이 시한을 명령한다.

가능한 양식: 치료 종결 요약 문서는 이야기식의 기록이 될 수도 있고, 발전에 대한 체크리스트, 만족에 대한 조사와 같은 자기 평가 혹은 발전에 대한 그래프나 표와 같이 결과를 도표로 나타내는 것이 될 수 있다.

내용 분야: 치료 종결 요약에는 일반적으로 출석, 클라이언트가 경험한 치료 회기의 수, 클라이언트의 기능적 능력에 대한 재평가 그리고 목적 달성 갱신, 사용되는 모든 적용 도구/방법/기법의 검토, 그리고 필요한 결과에 대한 해석, 차후의 관리를 위한 권고사항과 같은 정보가 포함된다. 부록 C는 치료 종결 요약의 내용과 양식을 예시하고 있다.

구두 보고

의도: 원예치료사는 종종 팀 모임과 회의에서 클라이언트의 발전을 구두로 보고하도록 요청을 받는다. 좋은 의사소통의 비슷한 원칙들이 서면 보고서에서처럼 구두 보고에도 적용된다.

방법과 절차: 가능하다면, 구두 보고에서 포함시킬 필요가 있는 것에 대해 회의에 앞서 준비하라. 서면 기록에서와 똑같이 가장 의미

있는 정보를 먼저 보고함으로써 그것을 강조하고, 중요성이 낮은 순서로 진행하라. 간결하게 하라. 그리고 관계있고 의미 있는 관찰만을 보고하라. 클라이언트이나 집단의 문제해결을 목적으로 미래에 이루어질 치료의 방향을 결정하기 위해, 많은 출처의 정보들은 결합하여 많은 팀 모임을 토론회로 개최한다.

시기: 회의는 실행 과정 동안 언제든지 개최될 수 있다. 그러나 어떤 세팅에서는 팀 모임의 빈도를 지시받을 수도 있다.

가능한 양식: 교육이나 직업교육 세팅에서는 구두 보고가 IEP 회의의 일부로 이루어질 수도 있고, 또는 의료나 재활 세팅에서는 ITP 회의의 일부로 이루어질 수도 있다. 회의는 행정직원, 클라이언트, 가족 구성원 혹은 관련된 다른 서비스 기관의 상황 관리자와 함께 개최할 수 도 있다. 완전한 실행 계획 과정을 반드시 포함하고 있지 않은 지역의 원예 프로그램에서, 구두 보고는 개인 참여자의 발달과 발전을 전달하기 위해 사용하는 가장 중요한 수단일 수 있다.

내용 분야: 흔히 회의를 계획하는 책임을 지는 사람이 어떤 정보나 문제를 토론할 것인지에 대한 방안을 제공한다. 이로써 원예치료사는 다른 사람과 공유할 수 있는 적절한 조정의 방법 혹은 구체적인 목적의 예를 제공할 수 있다. 미리 준비할 기회를 갖는다면, 집단에게 보다 포괄적인 정보를 제공할 수 있는 서면이나 그래픽 보충자료를 제공할 수 있다. 정보의 내용은 다양할 수도 있지만, 보통 클라이언트의 반응, 행동, 문제 분야, 목적을 향한 발전에 대한 세부 사항이 포함된다.

집단에 대한 문서 작성

원예치료가 종종 클라이언트 집단에 제공되기 때문에, 어떤 프로그램에서는 보다 자세한 개인별 문서 작성에 추가하여, 혹은 그 대신에 집단에 대한 문서 작성을 사용할 수도 있다. 집단에 대한 문서 작성은 보통 프로그램에서 각 클라이언트를 위한 개별화된 목표보다는 집단의 목적을 사용할 때 채택된다. 집단에 대한 문서 작성은 또한 원예치료 집단이 드물게(예: 월 단위)로 만날 때 사용될 수 있다. 비록 집단 내의 개별 클라이언트에 대해 문서 작성이 이루어지지만, 방법론은 보다 많은 숫자의 클라이언트에 대해 기록하는 앞 절에서 기술한 것보다는 더 단순하고 시간이 덜 들어야 할 필요가 있다.

이 절에서는, 집단에 대한 문서 작성은 그것의 의도, 방법과 절차, 시기, 가능한 양식 그리고 내용 분야를 포함하여 기술한다.

의도: 사회적 혹은 웰니스 유형의 원예치료 프로그램에는 흔히 집단의 목적을 충족시키기 위한 활동을 제공하는 것이 포함된다. 집단에 대한 문서 작성에는 필요한 것, 목적, 집단 원예치료 프로그래밍의 결과를 기록한다.

방법과 절차: 집단 원예치료 프로그램의 문서 작성은 개별화된 문서 작성에서 기술된 것과 치료적 과정에서 비슷한 유형의 단계를 따른다. 집단구성원의 목적과 욕구를 결정하기 위해서 원예치료 회기를

시작하기 전에 평가 절차를 갖는다. 만약 시간이 허락된다면, 각 집단 회기를 관찰한 것을 보고서로 작성하는 것이 바람직하다. 이 정보를 재검토하면, 계속되는 발전과 클라이언트의 만족을 평가할 때 원예치료사에게 도움이 된다. 그 이후에 원예치료사는 집단 구성원들을 위한 프로그램을 갱신하기 위해 필요한 모든 활동을 변경할 수 있다. 사전에 결정된 집단 회기의 숫자에 대한 결론은, 최종 요약 보고서에서 목적의 결과와 그 집단의 원예치료 경험에 대한 모든 다른 적절한 정보를 약술한다.

시기: 프로그램이 제공되는 처음과 끝에서 평가와 목적 개발이 첫 집단 회기에서 이루어져야 하며, 재평가는 집단 프로그램의 마지막 원예치료 회기에서 이루어져야 한다. 진행 중인 집단에게는 주기적인 문서 작성이 수행된다.

가능한 양식: 집단의 회기 정보를 수집하고 기록하기 위해서 더 단순한 개별 클라이언트의 문서 작성을 이용할 수 있다. 클라이언트에 대한 조사를 사전평가로 이용하고 이후에 다시 사후 평가로 사용하면, 자기평가에 대한 포괄적인 방법을 제공할 수 있다. 그래프나 도표를 이용하여 시각적으로 비교할 수 있는 결과로 등급 정하기는 또 다른 문서 작성의 방법이다. 부록 C는 집단 문서 작성의 양식의 예시를 제공하고 있다.

내용 분야: 집단에 대한 문서 작성의 내용은 개인별 문서 작성의 내용과 비슷하거나 집단 프로그램의 욕구나 목적에 따리 완전히 다를

수도 있다. 사회적 혹은 웰니스 유형의 원예치료 프로그램에서는 기능적 능력이나 구체적인 기술 발달보다는 삶의 질 문제와 개인적 만족을 강조할 수도 있다. 예시 SMART 목적, 치료 활동 그리고 발전을 측정하기 위한 방안 그리고 사회적, 웰니스 유형의 원예치료 프로그램은 부록 A를 참조하라.

요 약

이 장에서는 전문적인 원예치료 실천에서 사용하는 개인과 집단에 대한 문서 작성의 관습적인 방법과 내용에 대해 기술하였다. 문서 작성을 효과적으로 실행하는 것이 미래 원예치료 전문성 성장과 신뢰를 위해 중요하다.

권장도서

Austin, David R. (1991). *Therapeutic recreation: Processes and techniques.* Champaign, IL: Sagamore Publishing.

Borcherding, Sherry (2000). *Documentation manual for writing soap notes in occupational therapy.* Thorofare, NJ: Slack, Inc.

Davis, William B., Katie E. Gfeller, and Michael H. Thaut (1992). *An introduc-*

tion to music therapy: Theory and practice. Dubuque, IA: Wm. C. Brown Publishers.

Ozer, Mark, Otto D. Payton, and Craig E. Nelson (2000). *Treatment planning for rehabilitation: A patient-centered approach.* New York: McGraw-Hill.

Simson, Sharon P. and Martha C. Straus (Eds.) (1998). *Horticulture as therapy: Principles and practice.* New York: The Haworth Press, Inc.

부록

다음은 다양한 원예치료 세팅에서 적용될 수 있는 SMART 목적의 예다. 각 유형의 프로그램, 즉 직업적, 웰니스 그리고 치료적 프로그램에 대해, 잠재적 세팅과 진단을 목적, 활동, 무엇을 측정할 것인지와 함께 구체화하였다.

직업적 원예치료 프로그램

직업훈련 혹은 재활:

- 세팅: 직업 강화 클리닉, 정신지체/발달장애(MR/DD)를 가진 사람을 위한 보호 작업장, 외상성 뇌손상을 가진 사람을 위한 프로그램(TBI Program)
- 전형적 진단과 다른 유형의 참여자들: 발달장애, 정신지체, 위험한 상태의 청소년, 외상성 뇌손상, 교정시설(교도소) 수감자, 손 부상, 허리 부상, 특별 교육, 척수 부상

단기목적/목표	원예치료 활동	무엇을 측정하는가
두 번의 치료 회기 이후에 클라이언트는 시각적 또는 언어적 신호 없이 80%의 정확성을 가지고 3단계의 지시를 기억하고 따른다.	판매용으로 재배할 가지 자르기 한 것 심기	정확한 비율을 결정하기 위해 시간을 갖고 똑같은 3단계의 지시사항에 대한 시도를 비교하기
클라이언트는 식물 판매비용을 추가하고, 80%의 정확성을 가지고 올바른 변화를 준다.	식물 판매장에서 판매원 역할 수행하기	몇 번의 시도에 대한 정확한 비율을 판단하기
클라이언트는 5번의 학습시도 후에, 시도의 100%, 1~12의 정확한 숫자 세기를 선보인다.	각각의 시도는 포기를 나누어 심기 위해서 사용할 평평한 곳에 12개의 화분을 놓는 것으로 구성된다.	몇 번의 시도에서 각 평평한 곳에서 화분이 12개인지의 정확성을 판단하기
클라이언트는 세 번의 예비 학습을 시도한 후에 언어적 조언이 전혀 없이 작업이 끝난 후 작업장을 청소한다.	테이블과 바닥에서 화분용 흙을 청소하기 위해 솔이 짧은 빗자루와 쓰레받기를 사용한 후, 비누와 물로 손 씻기	언어적 조언이 없이 활동기간이 끝난 후에 클라이언트가 적절한 청소 작업을 진행하는 주당 회수

사회적 그리고 웰니스 원예치료 프로그램

공동체 웰니스 프로그램:

- 세팅: 식물원 혹은 수목원, 지역 헬스센터, 지지 집단, 비영리 건강협회, (미국 다발성경화증협회, 미국 심장협회, 미국 암협회, 알츠하이머협회, 미국 정신질환자협회) 집단 홈, 주간 치료 프로그램
- 전형적인 진단과 다른 유형의 참여자들: 다발성 경화증 환자, 심장병환자, 암환자, 관절염환자, 그 밖에 만성적 혹은 소모성 질환자; 만성적 질병이나 장애를 가진 사람을 돌보는 사람; 슬픔과 상실을 겪고 있는 사람

단기목적/목표	원예치료 활동	무엇을 측정하나
최초의 지지 집단 회기에 클라이언트는 신체적 혹은 정신적 건강에 긍정적으로 영향을 주기 위해서 2개의 SMART 목적을 세운다.	클라이언트가 미래에 자신의 건강이 어떠하기를 바라는 가를 가장 잘 나타내는 식물의 가지를 잘라 심기(다양한 식물에서 선택하여). 원예활동은 SMART 목적에 대한 소집단의 토론으로 이어진다.	건강에 긍정적으로 영향을 줄 방법에 대한 클라이언트의 SMART 목적과 활동계획 서면
클라이언트는 3번의 지지 집단 회기 끝에 질병과 스트레스를 주는 요인에 더 잘 대처하는 2개의 긍정적인 방법을 확인한다.	드라이플라워, 말린 방향 초 그리고 향신료를 사용하여 포푸리 만들기. 활동은 휴식을 위해 방향제를 사용하는 것과 다른 자기 보살핌 방법에 대한 토론으로 이끈다.	잠재적으로 도움을 주는 2개의 대처 전략에 대한 클라이언트의 서면 혹은 구두 확인

클라이언트는 2번의 지지 집단 회기를 끝맺으면서 슬픔과 상실에 더 잘 대처할 수 있는 방법을 토론한다.	사랑하는 사람을 나타내기 위해 꽃과 잎을 빅토리아 조의 의미로 사용하여 압축된 꽃을 틀 속에 넣어 배열하기. 슬픔과 상실에 대한 토론 후에 활동으로 이어진다.	느낌을 더 편안하게 표현하고 슬픔을 겪는 과정의 일부로서 감정을 더 잘 관리하는 방법에 대한 클라이언트의 서면 혹은 구두 확인

치료적 원예치료 프로그램

신체적 재활:

- 세팅: 재활센터, 전문요양시설, 가정 의료서비스, 정형 외과적/스포츠 의학 프로그램, 직업강화 프로그램
- 전형적 진단: 뇌졸중(CVA), 대퇴부 골절, 정형 외과적/ 스포츠 부상, 화상, 외상성 뇌손상(TBI), 척수손상(SCI), 다발성 경화증, 신경관련 질병, 팔의 부상, 손목관절 증후군 혹은 테니스 엘보, 인공관절 수술과 같은 반복 사용에 의한 부상

단기목적/목표	원예치료 활동	무엇을 측정하는가
클라이언트는 3번의 치료 회기 후에 앞으로 양 옆으로 10인치, 수평으로 6인치 손을 편다.	씨앗 한 쟁반을 심기 위해 앞으로 또 옆으로 손을 움직인다.	인치로 앞으로 뻗은 길이와 궁형(弓形)
클라이언트는 2번의 활동 기간 후에 30초 동안 서 있기를 견딘다.	테이블 앞에 서서 잘라놓은 가지를 심는다.	회기에서 다음 회기까지 견딘 서 있는 시간의 길이
5번의 치료 회기 후에 20분까지 근육의 강도를 약함에서 양호로 개선하고, 극단적인 과제를 견디어 내는 시간을 향상시킨다.	집단 조립라인의 화분심기 일환으로 흙을 사용하지 않는 혼합물로 화분 채우기	근육 테스트하기 혹은 흙을 넣은 화분의 무게 늘리기 클라이언트가 휴식을 필요로 하고 피곤해지기 전에 클라이언트가 할 수 있는 시간의 길이
클라이언트는 3번의 치료 회기 후에 씨앗의 숫자를 늘림으로써 엄지와 검지로 집기 동작을 100% 개선한다.	엄지와 검지를 사용하여 집어내는 동작을 사용하여 다양한 크기의 씨앗 심기	씨앗을 집어서 심는 행동의 속도와 정확도(시간을 측정하여 시도에 대해 비교하기)

클라이언트는 3번의 치료 회기에 걸쳐서 물을 주는 일의 속도와 정확도를 50%까지 개선함으로써 향상된 눈과 손의 협동을 보여 준다.	물뿌리개를 사용하여 작은 화분에 물 주기	물 주기의 속도와 정확도 (시간을 측정하여 몇 번의 시도에 대해 비교하기)

소아과 의료서비스:

- 세팅: 급성 소아과 병원, 주간 아동 특별치료 프로그램, 학교기반 특별교육 세팅, 소아재활 센터
- 전형적 진단: 뇌성마비, 자폐증, 정신지체/발달장애, 화상, 골절, 근이영양증(筋異營養症), 사고에 의한 외상성 장애, 중독, 뇌 부상, 외과적 치료절차, 소아암

단기목적/목표	원예치료 활동	무엇을 측정하나
(화학요법을 받는) 클라이언트는 달라진 느낌의 충격을 줄이기 위해 임박한 머리카락의 빠짐에 대처하기 위한 적어도 두 가지의 방식을 탐구한다.	그 문제에 대한 소집단의 토론회를 이끌면서 얼굴의 이목구비를 갖춘 식물 인물상을 만들어서 다양한 식물 헤어스타일을 시도한다.	화학요법치료 이후에 임박한 머리카락 상실의 당혹감에 대처할 두 가지 방법을 클라이언트가 찾아내기
클라이언트는 3번의 치료 회기 후 씨앗 분류의 정확도를 80%까지 높임으로써 개선된 눈과 손의 협동과 엄지와 검지로 집는 동작의 개선을 보인다.	(다양한 크기와 모양의) 씨앗을 작은 그릇에 분류해 넣기, 그러고 나서 심어서 집에 가져가기 위해 화분에 심을 씨앗 선택하기	씨앗 분류의 정확도에 대한 정기적 시도에 대한 측정

클라이언트는 3번의 치료 회기 후 퇴원하고 나서 개선된 건강을 유지하고 회복에 도움이 된 두 가지 방법을 확인한다.	(항상 보살핌을 받는 사람이 되기보다는) 다른 생물을 기르는 경험을 하기 위해 자주 돌보아야 할 필요가 있는 식물 고르기, 그리고 미래에 자신과 식물을 보살피는 가장 좋은 방법에 대한 토론에 참여하기	병원 시설에서 퇴원하고 난 후에 자신의 건강을 더 잘 돌볼 수 있는 두 가지 방법을 크라이언트가 확인하는 것
클라이언트는 2번의 물리치료 활동 기간 후에 걷기 훈련을 협동해서 실행한다(클라이언트를 공동 치료하는 원예치료사와 함께 협동해서).	방의 다양한 곳에서 여러 가지 재료를 가지고 식재 활동하기	전혀 혹은 거의 불평을 하지 않고 다양한 활동 용품들을 얻기 위해 방의 여기저기를 걷기

정신건강:

- 세팅: 입원환자 행동건강 집중치료소, 지역 정신보건센터, 부분적 입원 프로그램, 집단 홈, 가정 건강 · 중독 회복 시설
- 전형적 진단: 심한 우울증, 양극성장애, 불안 그리고 공황장애, 정신분열증, 성격장애

단기목적/목표	원예치료 활동	무엇을 측정하는가
클라이언트는 2~3번의 치료 기간 동안 1~2개의 건강하고 생산적인 여가활동을 추구한다.	다양한 화초와 관리하기 혹은 집에 가져갈 작은 컨테이너 가든 만들기 소개	무엇을, 언제, 어떻게, 어디에서에 대한 자세한 정보와 함께 치료 기간 후에 집에서 사용한 1~2회의 여가 활동에 대한 클라이언트의 확인

클라이언트는 퇴원에 앞서서 3개의 치료집단에서 협동적이고 긍정적인 사회기술을 보여 준다.	씨 뿌리기와 집으로 가져갈 잘라놓은 가지 식재하기와 같은 원예활동	3회의 집단 활동 후에 정신분열이나 흥분 없이 동료들과 집단으로 협동하는 클라이언트의 능력
클라이언트는 퇴원에 앞서 두 번의 치료 기간 후에 언어로 재료를 요청하고 방향을 분명히 잡기 위해 도움을 요청함으로써 개선된 의사소통기술을 보여 준다.	컨테이너 가든에 샐러드용 식용 꽃 심기 혹은 포푸리 만들기 활동(다양한 재료를 사용하고 다단계의 지시사항이 필요한 임무)	두 번의 치료 기간 후에 지시사항에 대한 설명 혹은 언어적 도움을 요청하고 재료를 요청하는 클라이언트의 능력
클라이언트는 퇴원 후에 질병과 스트레스를 주는 요소들을 더 잘 다룰 수 있는 2~3개의 긍정적인 대처 전략을 확인한다.	긍정적인 성장을 증진하기 위해서 식물과 자신의 욕구와 만나야 할 필요성을 토론하는 것으로 이어지는 소집단에서 포기 나누기 활동	퇴원 후 만남의 필요성에 대해 더 잘 설명하는 2~3개의 대처 방법에 대한 클라이언트의 확인
클라이언트는 흥분, 공격적인 행동 혹은 언어적 폭발 없이 1회당 30분에 걸친 원예활동을 끝마칠 수 있도록 적절한 행동의 자기통제를 보여 준다.	제라늄 냄새가 나는 마른 잎사귀로 장식하기, 그리고 선인장과 같은 다육식물의 가지 나누어 심기와 같은 원예활동	분노를 언어적으로 폭발시키거나 흥분된 행동을 보이지 않고 직원의 지시/재지시를 포함해서 30분의 활동을 참아내는 클라이언트의 능력

통증관리:

- 세팅: 통증관리 클리닉, 가정 의료, 재활센터, 전문요양시설, 정형외과/스포츠 의학 프로그램, 호스피스
- 전형적 진단: 관절염, 허리 부상, 대상포진, 암, 수술 후의 통증, 골절, 반복 사용에 의한 부상, 편두통, 퇴행성 척추디스크, 화상

단기목적/목표	원예치료 활동	무엇을 측정하는가
클라이언트는 2회의 치료 회기 후에 원예활동 중 통증 인식의 강도가 통증 등급에서 2점까지 줄어들었음을 보여준다.	향기로운 제라늄 가지 혹은 장미 가지 심기와 포푸리를 만들 목적으로 말릴 꽃잎 분류하기	1~10의 통증 눈금자를 자용하여 인지되는 통증의 변화(측정 시마다 비교)
클라이언트는 2회의 치료 회기 후에 통증을 더 잘 관리할 수 있는 2개의 새로운 대처 전략을 확인한다.	소집단으로 큰 컨테이너에 식용 꽃 샐러드 가든 만들기	2개의 새로운 통증 관리 전략에 대한 클라이언트의 확인

호스피스:

- 세팅: 주거 호스피스 시설, 가정 의료서비스
- 전형적 진단: 말기 암, 울혈성 심부전, 퇴행성 신경질환

단기목적/목표	원예치료 활동	무엇을 측정하는가
클라이언트는 원예치료 활동 기간 중 그리고 직후에 통증 등급에서 2점까지 통증을 인지하는 경우가 줄어들었음을 경험한다.	클라이언트의 방에 혹은 사랑하는 사람의 방에 놓을 꽃다발을 꽂꽂이 하기	원예활동하는 동안 과 그 후 30분 동안 1~10의 통증 등급에서 2점의 인지된 통증의 강도 변화
클라이언트는 1회의 원예치료 회기 후에 임박한 죽음에 대하여 평화롭게 마감의 감정을 표현한다.	삶을 마감하는 문제에 대한 토론과 사랑하는 사람에게 유산으로 남기기 위해 심을 나무의 종류를 토론하기	자연스러운 죽음에 대해 준비되었음, 혹은 사랑하는 사람들과 함께 죽음을 맞이하는 데서의 평화로운 느낌을 클라이언트가 언어적으로 표현

특수한 치매:

- 세팅: 알츠하이머 전문요양시설, 노인 데이케어 프로그램, 가정 의료서비스, 입원 노인 정신 치료시설
- 전형적 진단: 알츠하이머성의 치매, 다발성 경색에 의한 치매, 뇌 국한 성 위축, 헌팅톤 병, 크러치필드 제이콥 병(광우병), 외상성의 뇌 질환, 뇌졸중

단기목적/목표	원예치료 활동	무엇을 측정하는가
클라이언트는 3회의 치료 후 원예치료 활동 중 자신에 대한 소재 인식을 보여 준다.	식물과 정원 가꾸기에 대한 회상적인 토론과 더불어 카트로 요양소에 가져온 화초 돌보기	클라이언트는 자신의 과거 정원 가꾸기 경험에 대한 기억을 언어적으로 표현하거나 2종류의 식물을 구분한다.
클라이언트는 원예치료 활동 동안에 15분 동안 동료와 적절하게 사교활동을 하는 능력과 줄어든 흥분 상태를 보여 준다.	용기 속에 화초심기 혹은 요양소의 컨테이너 가든에 향기 나는 허브 심기와 포기 나누기	클라이언트는 활동 중 15분 동안 어떠한 파괴적인 행동도 보이지 않고 직원과 동료들에게 적절한 방식의 언어로 말을 한다.
클라이언트는 3회의 원예치료 회기 후에 15분 동안 언어적 신호와 함께 2단계의 지시를 따른다.	클라이언트의 방에 놓아둘 생화나 드라이플라워 꽃다발 만들기(무독성 식물만 사용)	15분 동안 2단계의 지시를 따르는 클라이언트의 능력

원예치료 활동 계획

집단 이름: ______________________ 회기 날짜: ______________

프로그램 모델 유형: ______________________

목적: ______________________

방법/활동 요약: ______________________

공급 물품: ______________________

절차: ______________________

평가 방법: ______________________

리뷰와 사후점검 사항:

(기고: 원예치료협회의 K. Kennedy)

활동: 테라리움

허용 시간: 1시간

목 적:

1. 소근육 운동기술 유지하기; 인지기술의 발달/유지
2. 적절한 사회화 기술의 발달/유지

목 표:

1. 참여자는 적어도 10분 동안 소근육 운동기술을 이용한다.
2. 참여자는 회기 동안 5~10분의 토론 시간 동안 예민함을 유지한다.
3. 참여자는 프로젝트 기간 동안에 다른 사람과 협동으로 작업한다.

필요한 재료:

- 테라리움 용기로 적합한 투명한 플라스틱
- 구멍을 만들기 위한 연필/펜
- 화분에 심을 혼합된 흙과 쟁반 혹은 봉지
- 장갑
- 수조 자갈
- 숯

• 적절한 식물(아이비, 피토니아, 페페로미아)

• 따뜻한 물, 찬 물

• 가위

절 차:

1. 테라리움 용기를 집단에게 나누어 준다.
2. 적어도 1인치의 수조 자갈로 테라리움의 바닥을 덮는다.
3. 자갈층을 얇은 숯 층으로 덮는다.
4. 혼합된 흙을 수분이 균일해질 때까지 지퍼백 안에서 섞는다.
5. 혼합된 흙을 단단히 눌러서 2인치의 두께로 자갈과 숯 위를 덮는다.
6. 각각의 식물이 어디로 가야 할지(2개나 3개) 그리고 식물을 위해서 어디에 구멍을 낼지 정한다.
7. 구멍에 잘라놓은 식물의 가지를 넣고 주변의 흙을 단단하게 다진다.
8. 각각의 식물 주변에 약간씩 물을 준다.
9. 용기의 벽에 묻은 흙을 화장지를 사용해서 닦아 내거나 약간의 물을 사용해서 닦아 낸다.
10. 뚜껑을 닫고 은은한 빛이 비치는 곳에 놓는다.

계획하기 사항:

흥미 포인트:

- 테라리움은 초기의 탐험가들이 대양을 건너서 먼 곳에서 그들의 고향으로 돌아갈 때 식물을 죽이지 않고 가져가는 한 가지 방법으로 일찍이 사용되었다. 바닷물은 사용할 수 없었고, 식수는 선원들을 구하기 위해 필요했다.
- 흙과 식물에서 나오는 수분은 증발되어 용기의 표면으로 올라가고, 거기에서 수분이 응축되고 마치 비처럼 흙으로 되돌아오며, 이러한 순환이 계속된다.
- 밀봉상태가 단단하기만 하면, 물을 추가할 필요는 전혀 없다.
- 숯은 테라리움의 물을 '쾌적한' 상태로 유지한다. 더 좋은 물맛을 만들기 위해 숯을 정수 필터로 사용하는 것을 알고 있는가?
- 무엇으로 테라리움을 만들면 좋을까? 밀봉될 수 있는 투명한 것은 어느 것이든 좋다. 수조 탱크, 통조림 통, 소다 병, 대용량 피클 통, 대용량 물병 등
- 투명한 플라스틱이나 유리를 통해 들어오는 햇빛의 강도 때문에 식물이 타 죽을 수 있기 때문에, 테라리움은 직사광선을 피해야 한다.

적용:

- 더 많은 사회화와 참여자들 사이에서 협동을 장려하기 위해 팀을 구성하게 하고, 각 팀에게 협동해서 테라리움을 만들도록 할 수 있다.

(기고: P. Catlin)

원예치료 활동 고안을 위한 자원

협회/단체

- 미국원예치료협회(학술지, 정보지): www. ahta.org
- National Gardening Association: www. nationalgardening.com

도서

- Beverly, Deena. *Flowercrafts*. New York: Lorenz Books. 1997.
- Browning, Marie. *Making Glorious Gifts From Your Garden*. New York: Sterling Publishing Company. 1999.
- Bruchac, Joseph and Caduto, Michael J. *Native American Gardening Stories, Projects and Recipes for Families*. Golden, CO: Fulcrum Publishing. 1996.
- Cohen, Joy and E. Pranis. *Grow Lab Activities for Growing Minds*. Burlington, VT: The National Gardening Association. 1990.
- Gabaldo, Maria M., et al. *Health Through Horticulture: A Guide for Using the Outdoor Garden for Therapeutic Outcomes*. Glencoe, IL: Chicago Botanic Garden. 2003.
- Hewson, Mitchell L. *Horticulture as Therapy: A Practical Guide to Using Horticulture As a Therapeutic Tool*. Guelph, On, Canada: Greenmor Printing Company LTD. 1994.

• Lovejoy, Sharon. *Sunflower Houses: Garden Discoveries for All Ages.* Loveland, CO: Interweave Press. 1996.

• Molen, Stephanie, et al. *Growth Through Nature: A Preschool Program for Children with Disabilities.* Sagaponack, NY: Sagapress, Inc. 1999.

• Moore, Bibby. *Growing with Gardening: A Twelve Month Guide for Therapy, Recreation, and Education.* Chapel Hill, NC: University of North Carolina Press. 1989.

• Newdick, Jane. *Herbal Gifts.* New York: Quadrillion Publishing, Inc. 1999.

• Ocone, Lynn and E. Pranis. *The National Gardening Association Guide to Kids' Gardening: A Complete Guide for Teachers, Parents and Youth Leaders.* New York: John Wiley & Sons, Inc. 1990

잡지

• *Martha Stewart Living*

• *Parenting*

• *Sunset*

• *Women's Day*

기본적 문서 작성

다음의 일일 평가 양식은 네브래스카 주, 플래니건(Flannigan) 신부의 Boys Town(현재는 Girls and Boys Town)에서 원예치료센터를 위해 개발되었다. 고용된 소년들을 매일 평가하는 'BASICS' 시스템은 긍정적인 발전에 초점을 맞추고 있다. 2주간의 유급 기간 내에, 각각의 종업원들은 그들이 일한 하루하루 자신의 BASICS를 얻을 기회를 가졌다. BASICS는 시간 지키기(Being on time), 옷차림새(Attire), 임무에 충실하기(Staying on task), 지시사항 따르기(Instruction-following), 작업 상태(Condition of work), 사회적 기술(Social skills)의 앞 글자다. 획득한 우수한 점수의 비율과 능력 포인트에 따라, 종업원은 봉급인상으로 보상을 받았다.

종업원: J.S.

주 동안의 유급 기간:

M	T	W	Th	F	M	T	W	Th	F	총 시간
4	4.5	4	3.5	2	4	4	4.5	4	4.5	39
+	+	+	+	+		+	+	+	+	B
+	+	+	+	+	+	+	+	+	+	A
+	+	+	+		+	+	+	+	+	S
	+	+	+	+			+	+	+	I
+	+	+	+	+	+	+	+	+	+	C
+	+	+	+	+	+	+	+	+	+	S

B: 시간 지키기	90
A: 옷차림새(A)	100
S: 임무에 충실하기(S)	90
I: 지시사항 따르기(I)	70
G: 작업 상태(C)	100
S: 사회적 기술(S)	100
우수성 %(550/600)	91%

축하합니다. J. S.!!! 당신은 6유급 기간 동안 90% 이상의 우수한 비율을 성공적으로 유지하였습니다. 당신의 다음 급료에는 25달러의 봉급인상이 반영될 것입니다.

(기고: T. Kent Titze)

HANNA 대학교 비정형 향정신 센터
상황 평가 관찰지

클라이언트:

회기 활동: **날짜:**

관찰:	등급 정하기:	의견:
과제에 대한 태도:		
자발적으로 참여하기		
열의와 솔선의 태도 보이기		
도구/식물에 대해 책임지기		
마무리까지 작업하기		
안전 예방 조치 따르기		
시간을 지키는/효과적 시간관리		
과제의 의도 이해하기		
적절하게 도움 요청하기		
만족감을 뒤로 미루기/참기		
좌절을 적절히 참아내기		
자신의 감정 조절하기		
충동에 대한 통제 보이기		
긍정적인 것들에 초점 맞추기		
불안감 잘 조절하기		
인지/과제 수행 기술:		
지시사항을 이해하기/기억하기		
과제/화제에 참여하기		주의집중 시간 ______ 분
여러 단계의 지시 따르기		
적절한 순서 따르기		
자신의 실수 인식하기		

부록 C

자신의 과제를 조직할 줄 아는		
문제를 해결할 수 있는		

최고의 기능: (동그라미로 표시)

서면 지시　시범　시각적 신호　즉시 신호하기

신체적 도움 주기　번갈아서 하기　적응 도구/기술: (말로 설명)

의사소통/대인기술:		
동료에게 너그러움/사교적임		
다른 사람과 협동하기		
지도/도움 수용하기		
도구/장비/공간 공유하기		
먼저 상호작용 시작하기		
상호작용에 반응하기		
유연성 보여 주기/변화에 적응하기		
적절하게 행동하기		
자신의 경험/느낌을 공유하기		
자신감 보여 주기		
신체적 기술/능력:		
이해할 수 있는 언어 구사력을 가짐		
적절한 듣기 능력을 가짐		
적절한 시각 능력을 가짐		
적절히 균형 잡힌 앉기/서기		
적절한 대근육 운동 기술		
적절한 소근육/눈 · 손		
적절한 근육 강도		
적절한 지구력/에너지 수준		

독립적 이동성: (동그라미로 표시)

독립적으로 이동　목발　지팡이　보행 보조기　바퀴 달린 보행 보조기　휠체어　전동 휠체어

클라이언트의 체력:

클라이언트의 한계:

미래의 욕구:

등급 정하기:

1 = 가능/독립적

2 = 구조적/지도가 있으면 가능

3 = 최소한의 신체적/인지적 도움이 있으면 가능

4 = 상당한 신체적/인지적 도움이 있으면 가능

5 = 불가능

(기고: HANNA 대학교 비정형 항정신센터의 S. Sieradzki)

집단 단일 회기 관찰 차트
클리블랜드 Deaconess 병원의 원예치료 프로그램

날짜: **그룹:**

회기 활동:

클라이언트 이름										
여러 단계의 지시사항을 기억하고 따랐음										
적절한 순서로 임무를 조직화할 수 있음										
자신의 실수를 알아 교정할 수 있음										
안전 예방조치를 따랐음										
스스로 감정에 대한 통제력을 보여 주었음										
직원/동료와의 상호작용에 대해 긍정적임										
자신의 과거 경험과 느낌을 공유함										
다른 사람과 협동적으로 일함										
전체적 집단 회기에 자발적으로 참여함										
유연성을 보여 줌/변화에 대한 적응										
좌절감을 적절하게 견딤										
적절한 근육의 힘/인내력을 가짐										
적절한 운동 능력과 조정 기능을 가짐										
최소한의 신호로 독립적으로 작업함										

추가 기록:

치료사 서명: **날짜:**

퇴원 요약 샘플

클리블랜드 Deaconess 병원의 원예치료 프로그램

클라이언트 이름: 의료기록 번호:

진단: 작성 날짜:

퇴원요약:

퇴원날짜:

클라이언트는 금번 입원기간 동안에 ___번의 예정된 원예치료 활동 중 ___번 참여하였다. 참여의 질과 수준은 다음과 같았다.

원예치료의 목적결과:

	성취	최소한의 성취	일부 성취	성취 없음	의견
목적 1:					
목적 2:					
목적 3:					
목적 4:					

권고사항/의견:

치료사 서명: 날짜:

(기고: Deaconess Hospital of Cleveland의 S. Sieradzki)

CRAIG 병원 원예치료 면담과 환자 참여

환자:

나이:

정원 가꾸기 흥미도:

실내(실내 식물 돌보기/번식)

실외(채소/꽃)

적합한 정원 가꾸기 도구들

원예 크래프트

기타:

목적:

1.

2.

3.

4.

퇴원일:

주치의:

문진인:

원예그룹 참여

일자:

활동:

(기고: Craig Hospital의 S. Hall)

정신건강을 위한 원예치료 접근법과 활동

진단	가능한 문제점	수정과 변경
심각한 우울증	낮은 동기와 활력, 스스로 무엇인가를 하려는 욕망이 전혀 없음	가족에게 줄 화초를 심도록 제안하라.
	위생과 옷차림의 무시, 식욕부진, 건강하지 못한 수면수준을 무시함	식물을 돌보는 것을 자기 자신을 돌보는 은유로 사용하라.
	낮은 자존감	성취감을 얻기 위해 식물 돌보기를 이용하라.
	안전 문제: 자살에 대한 생각	모든 도구와 지급품을 관리하고, 독이 없는 식물을 사용하며 테라코타 대신에 플라스틱 화분을 사용하고, 날카로운 물건은 사용하지 않는다.
양극성 정동장애	성급하고 압박을 받는 생각과 언어, 주의 산만성 때문에 듣고 지시를 따르는 데 어려움이 있음	지시사항을 반복시켜라. 그러고 나서 단계를 빠뜨리지 않도록 과정을 주시하라. 간단하게 작성된 단계에 대한 목록을 제공하는 것이 도움이 될 수도 있다.
	극도로 화를 잘 냄	분명하고, 공정하며, 일관된 한계를 정하라. 그러나 침착함을 유지시켜라. 다툼을 예방하기 위해 화를 잘 내는 클라이언트를 동료들과 떼어 놓을 필요가 있을 수도 있다.
	안전문제: 과장과 충동에 의한 부족한 판단력	적절치 않은 위험이나 위험한 행동을 하지 못하도록 예방하기 위해 안전상 양극성의 클라이언트를 면밀하게 감독하라.

정신분열증과 분열정동장애	편집증과 다른 증상에 의한 빈약한 사회적 상호작용으로 다른 사람에게 영향을 줄 기회가 거의 없다.	식물은 다른 생물과 연결하는 위험이 없는 방법과 좋은 점들을 제공하는 기회를 제공한다. 정신분열증이 있는 사람은 흔히 잡초 뽑기, 물 주기, 식물 가꾸기와 같은 반복적인 일에 대단한 인내심을 보여 준다.
	익숙하지 않은 사람과 대상에 대한 편집증	이러한 장벽을 허물기 위해서 향기로운 허브를 이용하라. 허브 잎을 따서 그것이 안전하다는 것을 보여 주기 위해 그것의 반을 찢어 먹어라.
	뒤죽박죽의 생각하기는 지시를 기억하고 따르는 데 어려움을 줄 수 있으며, 안전에 대한 판단에도 장애를 준다.	클라이언트와 함께 작업하고 클라이언트가 당신의 지시를 따를 때 한 번에 한 단계씩 행하도록 하라. 매번 같은 순서로 같은 용어와 단계를 사용하라.
	압도적인 주의산만과 침착하지 못함을 일으키는 감각적 자극에 대한 과민증	혼란을 줄이고 선택을 제한하라. 침착하지 못함을 완화하기 위해 잠시 동안 산책을 하는 휴식의 기회와 적은 시간이 드는 과제를 활용하라.
	비판, 부정주의, 무례함에 대한 극도의 민감성	중립적인 어조를 사용하고 자신의 몸짓 언어를 알라. 항상 긍정적인 자세를 유지하라.
물질의존과 남용	물질에 대한 끊임없는 갈망으로 인한 성급함과 불안	클라이언트가 즐거움을 얻고 자기 자신 이외의 것에 초점을 맞추는 더 건강한 방법을 배우도록 돕기 위해서 식물의 번식과 정원 가꾸기 같은 즐거움을 줄 수 있는 일에 주의를 돌리도록 한다.

	좌절에 대한 낮은 인내력, 충동성, 그리고 낮은 문제해결능력으로 좌절하게 되면 활동을 멈추는 형태를 띠기 쉽다.	식물을 돌보는 활동은 문제해결에 초점을 맞추는 위험성이 없는 방법을 제공한다. 문제가 생기면 "이것을 해결하기 위해서 우리가 어떻게 함께 일할 수 있을까?"라고 물어라. 지지와 정보를 제공하라.
	신체적 불안정과 불안	잦은 휴식을 허락하고 정원 가꾸기 과제와 같은 움직임을 요구하는 원예 과제를 수행하도록 한다.
불안장애	매우 강력하게 느낄 수 있는 불안이나 공포를 경험할 수 있는 상황을 피하기 위해 엄청난 에너지가 쓰인다.	자기 동기화를 제공하고 흥미로운 원예활동으로 주의를 돌려라. 클라이언트가 자신의 감정을 조절하는 것을 배우도록 돕기 위해 0~10의 등급으로 자신의 감정의 수준에 대해 자주 등급을 매기도록 하라.
	불안과 공포의 생리적 증상에 의한 극단적인 신체적 고통	식물과 자연, 정원 가꾸기의 편안한 효과를 이용하여 신체적 증상으로부터 주의를 돌려라. 심호흡과 정원의 명상적 측면을 이용하여 이완기법을 가르치라. 향기가 나는 식물이 특별히 사용될 수 있다. 클라이언트가 신체적 활동을 통해 불안감을 떨치도록 하라.
치매	안전문제: 다양한 수준의 혼동과 방향감각 상실	독이 없는 식물을 사용하고 클라이언트가 식물이나 흙을 먹지 않도록 지켜보라. 도구에서 계속 눈을 떼지 말라.
	단기 기억장애	한 번에 한 단계의 활동을 하라. 클라이언트 어린 시절의 식물에 대한 회상을 돕기 위해 익숙한 식물을 사용하라. 적응을 돕기 위해 계절에

		맞는 식물/활동을 활용하라. 여러 가지 감각의 접근법을 사용하라.
	안전문제: 기능장애와 신체적 불안/흥분으로 넘어질 위험성이 증가하게 됨	실내외의 활동을 위해 클라이언트는 반드시 안전하게 앉아 있게 하라. 안전하게 둘러싸인 안마당에서 걷도록 하거나 건물로 돌아가는 원형의 정원길을 이용하도록 하라. 특히 젖어 있을 때 미끄럽지 않은 통로 재료를 사용하라. 클라이언트가 보행기구, 지팡이, 그 밖에 다른 보조 장치를 올바르게 사용하도록 격려하라.
	안전문제: 기능장애, 충동, 좋지 않은 판단력으로 공격적인 행동으로 이어질 수 있다-흔히 경고가 거의 없거나 전혀 없이	클라이언트에게 너무 가까이 있지 않도록 주의하라. 구석으로 몰리지 않게 하라. 잡히거나 맞을 만큼 충분히 가까이 있지 마라. 잡아당길 수 없도록 머리는 항상 뒤쪽으로 유지하라. 잡아당길 수 있는 목걸이와 귀걸이를 없애라.
	짧은 집중시간과 좌절을 극복하는 힘이 낮음	단순한 활동을 사용해서 즉각적인 만족감을 제공하라.

마운틴 밸리 발달 서비스 개인별 계획

다음의 문서는 원예치료에 참여하는 사람을 위한 개인별 치료계획에 사용된 문서화의 예시다. 첫 번째 표는 평가와 전반적인 목적과 계획을 예로 보여 준다. 그다음의 두 가지 표는 동일한 개인에 대한 단기 원예치료 목적과 도표 체계를 보여 준다.

마운틴 벨리 발달 서비스

날짜: **이름:**

신체 검사: **검진 날짜:** 신체 전반-04년 3월 25일 1년마다 재검 눈-04년 5월 26일 1년마다 재검 청력-01년 2월 16일 정해진 날짜에 치과-04년 10월 19일 05년 1월 25일 재검	의무실-계속해서 예약과 교통편을 주선한다; 후속조치가 완료되도록 조치하고 관리한다; 직원에게 후속조치에 필요한 대로 지시한다; 의료서비스 전문가의 지시대로 계속한다.
현재 투약 상황: 직원이 투약을 감독/관리할 수도 있다 (1) 과산화수소-3~4방울을 매일 양쪽 귀에 투여 (2) 매일 아테놀올 50mg (3) 종합비타민 (4) 필요할 때마다 a. 어깨 통증이 있을 때 Advil b. 설사가 있을 때 Pepto-Bismol c. 열/통증이 있을 때 타이레놀 d. 감기에 의한 기침에 Robitussin DM e. 알레르기가 있을 때 Sudafed f. 찰과상이 있을 때 Polysporin 연고	모든 직원-투약 관리실에서 언급한 대로 투약지원을 한다: 투약 처방을 받고, 기록하고, 관리하고, 추적하고, 감시하고, 처리한다; 질문을 갖고 의무실로부터 도움을 받으라.

신장: 5피트 8인치 체중: 142파운드 혈압(B/P): 147/89	의무진−체중과 혈압을 점검한다; 현재의 면역주사를 유지한다. 관리직원−집에서 1개월마다 _____의 혈압을 점검한다.
면역사항: (1) 독감 백신−04년 10월 26일 (2) 디프테리아 파상풍−04년 2월 24일 (3) B형간염 항체 양성반응	의료 직원−모든 면역사항을 현재의 상태로 유지한다.
알레르기: 감귤, 동물의 털, 곰팡이, 이스트, 초콜릿, 견과류	모든 직원− 알레르기 반응을 관찰하고 필요할 때마다 치료; 어떤 형태이든 알레르기 반응을 발견하면 가능한 빨리 MVDS 진단과 관련된 모든 것을 보고한다.
제한조치: 가능한 신체활동	
처치: (1) 매일 3잔의 물을 마시기 (2) 매 6개월마다 간 기능 검사 (3) 주 1회 물리치료 운동 (4) 월 2회 손톱과 발톱 깎기 (5) 집에서 매월 혈압체크 (6) 야외의 햇빛에서는 자외선 차단 선글라스 끼기 (7) 승마를 할 때는 보호대 착용하기 (8) 직원의 감독으로 하루에 2회 이 닦기 (9) 구강청결제로 하루에 2회 입 헹구기 (10) 하루에 한 번 치실질 하기 (11) 야외에 나가기 전 SPF 15 이상의 선크림 바르기 (12) 보통의 식단으로 식사−무카페인	

치료식단: 알레르기 식품을 제외한 보통식, 무카페인	모든 직원－치료와 그 횟수를 숙지하라. 모든 직원－물마시기를 권장하라.; _____가 하루에 적어도 3잔의 물을 마시도록 한다. 모든 직원－식단을 따른다.
치과치료: 잇몸의 치태와 왼쪽 상부 치아의 치태를 제거하라. 그 부위의 칫솔질엔 도움이 필요함	모든 직원－매 식사 후 반드시 ___가 이를 닦도록 하라. 철저하게 하도록 확인하라. 치실질이 필요하면 조언이 필요할 수도 있다.
시력: 좌우측 눈 근시. 외부에서 자외선 차단 선글라스를 낄 것. 처방전은 필요치 않음	모든 직원－ ___가 지시된 대로 선글라스를 끼도록 격려할 것
청력: 오른쪽 귀는 심한 청력 상실이 있음. 왼쪽 귀는 보통의 고주파와 사소한 저주파 청력 상실이 있음. 오른쪽과 왼쪽 귀의 감염은 Dr. B에 의해 치료됨. 귀지가 꽉 차는 것을 방지하기 위해 Dr. G가 처방한 대로 매일 과산화수소 액을 투여하라. 만일 귀의 통증을 느끼면 필요할 때마다 Dr. G 와 Dr. B와 함께 처리하라.	모든 직원－지시된 대로 청력을 위한 치료를 계속할 것
피부문제: (1) 야외에 나가기 30분 전에 SPF 30의 선크림을 발라라. (2) 발에 굳은살이 생기면 보습제 Lac-Hydrin 12%를 바를 것	모든 직원－___가 필요할 때 선크림을 바르도록 도와줄 것. 로션을 바를 필요가 있을 때 생각나도록 도움을 줄 것
현재의 진단: (1) 중간 정도의 정신지체 (2) 뇌성마비	

현재의 의학적 관심 분야: **문제**: 뺨 쪽의 치아에 있는 두터운 치태에 의한 치은염 **평가**: 04년 10월 19일의 ____의 마지막 치과 검진에서 위생사는 ____는 일반적인 출혈과 함께 왼쪽 이 상부의 잇몸에 쌓인 두터운 치태가 있음을 보고하였다. 치태는 지난해의 모든 방문에서 문제가 되는 것으로 기록되었다. ____는 현재 3개월마다 재검을 받고 있다.	**계획**: 직원은 ____가 뺨 쪽의 이와 뒤쪽의 이를 닦도록 알려줄 것. 하루에 적어도 1회은 이를 닦도록 감독할 것. 지시받은 대로 치실질과 입 헹굼을 계속할 것. 3개월 동안 계속 진행할 것

문제: 청력 상실 **평가**: ____는 01년 2월 16일의 연례 청력보고서에 보고된 것처럼, 여러 해에 걸친 중이염의 재발 결과로 양쪽 귀에 중간 정도의 고주파 청력 상실이 있음	**계획**: 지시받은 대로 매일 과산화수소를 계속 넣을 것. 주요 대화자에게 왼쪽 귀를 최대한 가까이 댄 대화 상황에서 더 나은 자세로 ____를 앉게 하라. ____는 큰 소음에 노출될 경우 귀 보호 장치를 사용해야 한다. 만일 ____가 열, 귀의 통증, 귀에서 나오는 진물 혹은 정상적인 행동방식의 변화와 같은 중이염(귀의 염증)의 증상을 보일 경우에 직원은 의무실에 통지해야 한다. 또 그 이상의 청력 상실의 징후를 모니터할 것
문제: 전립선염 **평가**: ____는 소변을 보는 어려움에 대해 불평을 하였으므로 Dr. B는 의료원에서 그를 진찰하였고 전립선염으로 진단했음. 전립선염은 방광과 요도의 목 부분을 둘러싸고 있는 전립선에 염증이 생긴 것으로 소변을 보는 데 어려움을 일으킴. 01년 5월 17일에 Dr. B는 그를 재검진하였고 전립선염이 만성이라고 보고하였음	**계획**: 필요하다면, Dr. B와 함께 후속조치. 직원은 다음 사항을 점검하고 보고할 것 • 소변의 긴급함 • 빈번한 소변 • 소변을 보기 위해 밤에 깨는 것 • 소변을 보기시작하기와 방광을 완전히 비우기에 어려움을 겪음

부록 E

비뇨기과 전문의인 Dr. M이 ____를 진찰한 결과 방광에 남아 있는 소변의 잔여량이 127cc임을 밝혀냈음. 매년 신체검사 후에, 그는 전립선염으로 치료를 받음	

문제: 방광 경요도 절제수술 **평가**: 상처를 입은 조직에 의한 방광의 협착 때문에 극단에 가깝게 부종이 생기고 엄청난 소변이 차 있게 되어서 Dr. F는 99년 6월 9일에 _______에게 방광 경요도 절제술을 시술하였음. 수술 후에 치골상 도뇨관을 복부를 통해 방광에 삽입해 수술 부위가 치료됨. 도뇨관이 삽입된 상태에서 방광의 근육이 강화되어 도뇨관이 제거되었을 때, 는 정상적으로 소변을 볼 수 있게 됨. Dr. F는 계속 사후조치를 시행하여 _____의 방광 문제는 해결되었다고 보고하였음	**계획**: 필요하다면, Dr. F와 함께 진행. 직원은 팽창된 방광 때문에 생긴 복부의 팽창을 점검하고 배뇨의 어려움에 대한 불평이나 하지의 모든 부종을 점검한다. 직원은 또한 요로감염의 징후나 증상을 점검하고 의무실에 보고해야 한다. • 빈뇨 • 배뇨 시의 통증 • 소변이 탁하고 악취가 남 • 배뇨 시의 타는 듯한 느낌
문제: 뇌성마비와 이두박근 건초염 **평가**: 매주 말 타기에 참여함. 말 타기로 자세, 걷기, 자신감이 계속 향상됨. ____는 말 타기로 근육의 통증이 감소했다고 보고함. ____는 보조기구 전문가에게 보조기구에 대해 진단을 받고 지지대를 사용해서 ____의 걸음걸이가 개선될 수 있다고 생각한 물리치료사의 진단을 받음. 지지대가 제작되었고 ____는 시험차원으로 지지대를 간간히 착용함; 그러나 적응 단계도 견딜 수가 없음. 그의 걸음걸이는 개선될 것처럼 보이지 않았고, ____에게 많은 좌절감을 줄 뿐이었음	**계획**: 지시받은 대로 말 타기를 계속함. 직원은 계속해서 ____의 균형을 평가하고 모든 낙상이나 근육통을 의무실에 보고해야 한다.

그러고 나서 보조기구 전문가와 물리치료사는 지지대의 사용을 더 이상 추진하지 않겠다고 결정함	
문제: 고혈압 **평가**: ____는 높아진 혈압 때문에 아테놀올(atenolol) 주사를 맞음. 그의 혈압은 월 단위로 점검되어야 하며 ____는 만일 그의 혈압이 150/90 이상이면 통지해 주기를 원했음. 아테놀올을 맞은 뒤로 그의 혈압은 정상적이었음	**계획**: 직원은 월별로 혈압을 점검하고 보고해야 함. 혈압이 150/90 이상이면 Dr. B에게 통지해야 함. 지시받은 대로 아테놀올을 계속 투여할 것. 직원은 식단에서 소금섭취를 제한할 것. 필요하면 의사와 함께 진행할 것

주거와 직업에 대한 평가:	
자기 관리: ____는 자기 관리에서 매우 독립적임. 그는 자신의 치아 관리를 잘하고, 직원은 그가 이를 닦도록 조언하고 그가 전동 칫솔에 새 배터리를 넣도록 도움을 준다. 직원은 그가 입안을 청결히 하고, 치실질을 하도록 도움을 준다. ____는 스스로 이를 닦을 수 있지만 안전상의 이유로 직원은 그를 혼자 두지 않는다. (____의 걸음걸이는 안정되어 있지 않다.) 직원은 ____가 욕조로 들어가고 나올 때 도움을 주고 몸을 말릴 때도 도와준다. ____는 시설에 있는 동안 개인적으로 필요한 일을 할 수 있다.	상주 직원—계속해서 _____가 위생적으로 필요한 모든 일을 하도록 도와줄 것: 목욕, 면도, 용변, 이 닦기, 옷 입기와 벗기 등. 반드시 ____가 규칙적으로 샤워와 씻기를 올바른 장소에서 행하도록 할 것. 샤워할 때는 계속해서 물 온도를 확인할 것.
가정생활: _____는 비스타 하우스(Vista House: 집단홈)의 라이플에 거주한다. 그는 물건을 치우	상주직원—양치질 할 때, 필요하면 언어와 동작으로 조언할 것. ____는 계속해서 비스타 하우스의 라이플에서 살아갈 것이다. 이

고, 먼지를 털어내며, 요구하면 진공청소기도 사용할 수 있다. 그는 또한 스스로 잠자리를 만들고, 세탁물이 건조된 후에 그것을 치워둘 수 있다. ______는 거실, 자신의 방, 외부에서 친구들과 사교활동을 즐긴다. 는 TV, 비디오, DVD 시청을 좋아한다. 는 11월에 하와이에 가서 좋은 시간을 보냈다. 그는 사진도 찍고 다른 흥미로운 기념품도 함께 샀다. 그는 크리스마스를 여동생과 함께 보내기 위해 캘리포니아에 갔다. 그는 이것에 대해 매우 재미있어 한다.	곳은 그에게 가장 제한이 없는 곳이기 때문에, 그리고 그는 거기에서 살아가는 것을 좋아한다. ______는 24시간의 현장 관리가 필요하다. ____가 자신의 일을 처리하도록 계속해서 요구할 것. 일을 잘 했을 때에는 그를 칭찬하라. 모든 직원-여행이 많은 면에서 그를 성장하도록 하는 한 ____가 계속 여행을 하도록 격려할 것. 그가 자신을 관리하지 못하므로 ____의 의료와 하루의 기록을 계속해서 모두 관리할 것. 의무실-모든 의료 예약의 일정 관리, 예약된 장소로의 이동, 그리고 모든 필요한 후속 조치를 계속 책임질 것

일상적인 의료서비스 일정 **(내과/치과) 특별 식단:** 마운틴 벨리는 의료 예약을 잡고 예약 장소로의 이동을 관리함으로써 ____의 의료서비스를 제공한다. 그는 어떠한 약품도 받지 않으며 직원이 ____의 약품 모두를 관리한다. 는 음식에 까다롭지 않고, 식사를 잘하며, 종종 부탁을 한다. 그는 저염식을 시행 중이다. 간호사들이 ____의 모든 의료예약의 계획을 정한다. ____는 고통에 대한 매우 높은 인내심을 가지고 있지만, 대부분의 경우 그는 직원이나 간호사들이 그가 아파하고 있다는 것을 알도록 한다.	 모든 직원-____의 저염식과 모든 알레르기 반응을 알고 있어야 한다.

지역사회와 가정에서의 안전 기술: ____는 가장 가까운 출구로 빠져 나오는 소방훈련에 잘 대처한다. ____는 지역사회에 있을 때, 예를 들어 도로를 건널 때(때때로 그는 서둘러서 건너가기만을 원한다), 직원의 관리가 필요하다. ____는 모르는 사람과도 매우 사교적이다. 여행 중일 때 함께 하는 사람에게 주의를 기울일 필요가 있다는 것을 상기시킬 필요가 있다. ____는 자신의 이름, 전화번호, 주소를 알고 있지만 종종 이해하는 데 어려움을 겪는다. 여행 중일 때 그가 목걸이로 차고 있는 ID 카드에 그것을 적어둔다. 긴급한 경우에는 #'s로 전화를 하라. 밖에 있는 경우에 직원이 항상 ____와 함께 해야 한다. 그는 일반적인 안전기술을 가지고 있지만 자동차에 대해 상기시킬 필요가 있다.	모든 직원—매월 가정과, 프로그램에서 안전 훈련을 계속하라. 모든 직원—____는 제한된 안전 기술 때문에 외부에 있을 때는 관리가 필요하다. 항상 그가 ID 카드를 지니고 있는지 확인하라. 모든 직원—자신의 전화번호, 주소를 알고 있는 것에 대해 ____를 칭찬하고, 그가 그 정보를 알고 있는지를 확인하기 위해서 그에게 계속 퀴즈를 내라. 만일 바뀐다면, 그가 새로운 정보를 알고 있는지 확인하라.
의사결정: ____는 무엇을 입을 것인지, 일, 그리고 그가 참여하고 싶은 활동을 결정할 수 있다. ____는 온실에서 하고 싶어 하는 일을 선택하고, 어떤 활동에 참여하고 싶어 하는지를 결정할 수 있다. 만일 그가 요청받은 것을 이해하지 못하거나 그것이 새로운 것이면, 그에게 격려가 필요할 수도 있다.	모든 직원– ____는 자신의 보호자 이며 스스로 결정을 내릴 수 있다. ____의 누나는 그의 삶에서 매우 중요한 역할을 하고 모든 중요한 결정을 도와줄 수 있다. 만일 ____의 요청을 받으면 직원이 그를 직접 돌볼 수 있다.
학습기술: ____는 자신의 이름을 잘 쓰고 자신의 주소를 알고 있다. 그는 몇몇 단어를 쓸 수 있지만 완전한 문장을 쓰지 못한다. 그는 직원에게 자신이 어떤 것을 글로 쓰는 방법을 알지 못하는지 그리고 그것을 똑같이 쓸 수 있는지를 묻는다.	모든 직원–______에게 학습기술을 확장할 수 있는 기회를 계속해서 제공하고 친구들과 가족에게 줄 작품을 만들고 편지를 쓰도록 도와줘라. 그의 학습기술을 자극하고, 그가 생각하도록 동기를 부여해 줄 일에 ______와 함께 작업하라.

부록 E

그는 그림 그리기를 좋아 한다. _____는 간단한 1단계의 구두 지시를 따를 수 있다. 그의 주의집중 시간은 짧지만, 그에게 흥미를 주는 일을 하면 물론 약간은 더 길어질 수 있다. _____는 자신이 돈으로 물건을 살 수 있다는 것을 알고 있기는 하지만 그것의 가치를 이해하지는 못한다. 그는 수자를 셀 수 있고 이해할 수 있지만 허브의 무게를 정확하게 재지는 못한다. _____는 온실에서 다양한 일을 하는 방법을 알고 있고 도구와 재료가 어디에 있는지도 알고 있다. 대답하기 전에 어떤 일을 하고 싶어 하는지를 몇 번 그에게 물어볼 필요가 있다. 종종 그는 자신이 하고 일을 이해한다고 생각을 하지만 이후에 자신이 전혀 알지 못하다는 것을 발견하기도 한다.	상주 직원–원하는 물건을 위해 돈 관리와 예산 세우기에서 _______를 도와주라. 계산과 돈의 가치에 대해 _______와 함께 작업하라. 그의 학습기술을 향상시킬 활동을 _____에게 계속 제공하고 현재의 기술을 유지하도록 도와줘라. 당신이 그에게 요구하는 것을 처리하는 데 필요한 시간을 _____에게 줘라. 그가 하도록 요청받은 일을 그가 이해하고 있는지를 확인하기 위해 그에게 질문을 하라.
의사소통: _____는 때때로 이해하는 데 어려움을 겪기는 하지만, 동료나 직원들의 말을 잘 이해할 수 있다. _____는 누군가가 이해하지 못할 때 자신이 되풀이해서 말하는 데 어려움이 없다. 그는 직원에게 자신이 원하고 필요로 하는 것을 알려준다. 그는 다른 클라이언트와 교제를 좋아하고 그들과 적절하게 의사소통한다. 그는 직원들뿐 아니라 다른 사람들과도 농담하기를 좋아한다.	모든 직원–필요한 것을 이해하기 위해 필요한 만큼 _____가 반복하도록 요청하라.

소근육/대근육 운동기술: ____는 고르지 못한 걸음걸이로 걸으므로 한쪽 발을 끈다. ____가 급하게 걸을 때 직원은 속도를 늦추고 조심하라는 조언을 해 줄 필요가 있다. ____는 자신이 하고 싶어 하는 거의 모든 일을 할 수 있다. ____는 온실에서 행하는 일에 적절한 운동기술을 가지고 있다. 그의 전체적인 운동능력은 제한이 있지만 그의 일을 방해할 정도는 아니다. 그는 자신이 선택하는 어떤 일이든 할 수 있고 땅에서 일어나고 앉을 수 있다. 는 Sopris Therapy에서 말을 타는데, 이것은 그의 전체적인 운동기능을 향상시킨다. 그는 자주 참여하는 다른 사람들과 그것에 대해 이야기하는 것을 좋아한다.	모든 직원-반드시 필요한 만큼 속도를 늦추고 조심하도록 상기시킬 것
시력과 청력: ____는 양쪽 귀에 약간의 청력 상실이 있다. 그는 안경을 필요로 하지는 않지만 밖에 있을 때는 선글라스를 낄 필요가 있다.	모든 직원-야외에 있을 때 선글라스를 끼도록 ____에게 상기시킬 것 모든 직원-____의 시력과 청력의 변화에 관한 모든 사항을 의무실에 알릴 것
사회적으로 적절한 행동: ____는 보통 가정과 사회에서 매우 적절한 행동을 한다. ____는 다른 클라이언트나 직원들과 잘 지낸다. 그는 그들에게 관심을 보여 주며 모든 사람들과 농담하기도 좋아한다. 그는 친절하며 보통 기분이 좋다. 는 춤과 특별한 활동뿐 아니라 다른 사회활동도 좋아한다. 그러나 그는 동료들과 상주 직원에게 화를 낼 때가 있다. 그는 집에 대해 소리를 지르거나 분노를 표할 수도 있고 동료에게 과도하게 으스댈 수도 있다. 때때로 ____는 다른 사람을 물리적으로 위협할 수도 있다.	모든 직원- ____가 적절한 사회적 상호작용과 행동을 인식하도록 계속적으로 도와줄 것 모든 직원-그가 과거의 비극적인 사건에 초점을 맞추기 시작하면 계속해서 재지시를 하라. 그에게 이 일들은 오래전에 일어났었음을 상기시키고, 그에게 지금 무슨 일이 일어나고 있는지를 물어라.

_____는 재지시를 받고 싶지 않을 때 혹은 다른 클라이언트가 그들이 할 필요가 없다고 생각되는 일을 하고 있을 때 누군가가 그에게 재지시를 내리면 화를 내는 경향이 있다. 만일 그가 좋아하지 않는 방식으로 어떤 일을 하도록 요청을 받으면 그 사람을 으스댄다고 부를 것이다. 이런 문제가 있을 경우 그가 진정된 후에 ____에게 재지시를 하라. ____는 비극적인 일과 세상의 비극적인 사건에 집중하는 경향이 있다.	

지역사회 활동 참여: ____는 다양한 활동에 참여하기 위해서 지역사회로 외출하기를 좋아한다. 이런 활동에는 영화, 춤추기, 볼링 등이 포함된다. 또한 그는 식사하러 나가기를 좋아하며, 일요일에 예배를 보러 간다. ____는 꽤 자주 휴가를 즐긴다. 그는 휴가로 다른 클라이언트들과 함께 하와이에 갔다. _____는 휴가 중 2주 동안 캘리포니아에 있는 여동생을 방문했다. 그는 여행을 좋아하고, 가족과 함께하기를 좋아한다. 그는 종종 허브를 배달하러 가고, 다른 온실 일도 좋아한다. 그가 Enrichment Service에 참여하는 것은 빈도가 줄었지만 그는 때때로 그들과 함께 소풍, 수영, 다른 활동도 하러간다.	모든 직원−하루에 걸쳐서 다양한 활동을 계속 제공한다. 상주 직원−가족을 보기 위한 여행 계획을 계속 도와줄 것
고용: ____는 온실에서 전일제로 일한다. 그가 즐겁게 하는 몇 가지 일들은 허브 따기, 말리기, 식물 관리, 옮겨 심기들이다.	_____는 온실에서 월요일에서 목요일까지 계속 일하고 금요일에는 프로그램에 참여한다.

그는 밖에서 일하기를 더 좋아하는데, 청소하기, 갈퀴질하기, 눈 치우기, 잡초 뽑기 등이다. ____는 보통 협동을 잘하고 직원의 도움을 받아 새로운 일을 기꺼이 시도한다. 그는 혼자서도 잘하고 때로는 청소를 시작하거나 스스로 밖에서 일한다.	모든 직원- ____는 야외에서 일하기를 좋아한다. ____가 날씨에 적절하게 옷을 입도록 확인할 것. ____는 겨울에는 보온을 위해 작업장갑을 끼는 것이 필요하다. 모든 직원-스스로 시작하는 일에 대해서 말로 ____를 칭찬하라. 그에게 온실에 그가 어떤 자산인지를 알게 하라.
특별한 장비:	
거주에 적합한 현재의 목적: ____죽음과 세계적 비극(수년 전 일어난)들로부터 현재의 사건과 상황에 이르기까지의 강박적인 대화에서 방향이 재설정될 것이다.	이어진 거주에 적합한 ISSP ____죽음과 세계적 비극(수년 전 일어난)들로부터 현재의 사건과 상황에 이르기까지의 강박적인 대화에서 방향이 재설정될 것이다. 목표: 2005년 8월

목표 1: ____가 과거의 죽음/세계의 비극적 사건들에 대해 강박적으로 말할 때, 그는 2번 이내의 언어적인 조언으로 현재의 사건에 대한 보다 긍정적인 대화로 다시 돌아가게 된다. 11월-90%, 10월-87%, 9월-86%, 8월-93%, 7월-100%, 6월-100% 기준: 6개월 연속 95%-현재 기준을 충족시키지 못함 **권고사항**: • 현재의 목표 유지 • 비스타 하우스에서 계속 생활 • 직원은 ____가 다양한 사회활동에 참여할 수 있도록 계속 지원 **주거 관리자:** L. J. M.	모든 주거 권고사항을 이행하게 하라. 상주 직원- ___의 여동생이 보내 주는 멋진 소토에 대해 그녀와 계속 접촉을 유지하라.

현재의 직업목표:	직업에 대한 개인 서비스 지원 계획:
____의 목적은 그가 온실에서 일하는 매일 한 가지 임무를 완성함으로써 직업기술을 향상시키는 것이다. 지난달의 비율은 7월-69%, 8월-94%, 9월-93%, 10월-100% 11월-100%, 12월-91%였다. 그는 잘하고 있지만, 아직 6개월 동안 기준에 도달하지는 못했다.	______는 직업기술을 향상 시킬 것이다. 2005년 1월-새로운 직업에 대한 개인 서비스 지원계획을 시작하라. 시작: 2005년 2월 목표: 2005년 8월 권리/분쟁해결/불평: 개인 계획을 세운 직후에 ____와 사례관리자는 그의 권리를 검토하였다. ____는 스스로 후견이이 되며, 그의 권리와 요구과정을 이해하고 있다고 말한다. 그는 그의 권리 중 구체적인 것들을 이해하도록 직원이 도와줄 것을 요구한다. ______는 개인 계획에서 여러 가지 선택권을 받았고, 능동적으로 참여하기로 결정했다. 이 시기에 _____의 건강, 복지 혹은 안전에 대한 우려는 전혀 없다.

마운틴 벨리 개발 서비스
개인 서비스 지원계획(ISSP)

개인: A

프로그램: 직업 관련

시작 날짜: 2005년 1월

실제 완료날짜:

예상 완료날짜: 2005년 8월

단기 목적: A는 하루에 온실에서 3시간까지 일할 것이다.

목표 1: A는 1시간 가치의 일을 할 것이다.

목표 2: A는 2시간 가치의 일을 할 것이다.

목표 3: A는 3시간 가치의 일을 할 것이다.

기준: 6개월 연속 80% 목표 1. 그 이후에 A는 목표 2로 이동할 것이며 계속 진행할 것이다.

필수 기술: 온실에서 더 많은 활동에 참여하고자 하는 욕망, 일에 대한 지식

현재의 수행능력: A는 임무에 몰두하는 데 어려움이 있다. 그는 일을 시작하고 나서 쉽게 정신이 산만해져서 일에서 벗어나게 된다.

프로그램의 의도: A가 일과 관련된 임무를 시작하고 시기적절한 방식으로 일을 끝마치도록 돕기

필요한 재료: 임무를 행하기 위해서 필요한 재료와 장비, 직원의 격려

검토 시점:

- 프로그램 매니저: 주간, 월간
- 사례 관리자: 연 2회

단계(과제 분석/행동의 상호작용)

1) 직원은 제시된 임무를 완수하기 위해서 필요한 도구를 A에게 준다.
2) 직원은 언어적 조언으로 A가 임무를 계속하도록 돕는다.
3) 직원은 더 긴 시간 동안 일을 하는 능력을 쌓도록 A를 돕는다.

강화: 언어적 칭찬, 증가된 직업 기술, 급료

교정 절차: 언어적으로 상기시킴

자료수집 절차:

\+ 그 날에 임무완성

– 임무가 완성되지 못함

0 기회가 없음

________________ ________________

서명/ 날짜 서명/ 날짜

월간 목적 일람표

소비자: **프로그램:**

연도:

담당직원:

단기목적:

준거: **단계:** **빈도:**

날짜	8월	9월	10월	11월	12월
1	1 +	Hippo	×××××	4 +	
2	2 +	4 +	×××××	4 +	
3	2 +	×××××	Off	0.5 0	
4	.5 hippo	×××××	Off	.4 +	
5	4 +	×××××	Off	×××××	
6		4 +	Off	×××××	
7		3.88 +	Off	4 +	
8	4 +	0.5 +	×××××	3.0 +	
9	3 +	Off	×××××	2.0 +	
10	2 +	×××××	Off	0.5 0	
11	1 hippo +	×××××	Off	×××××	
12	3 +	4 +	Off	×××××	
13		1.5 pool +	Off	×××××	
14		3 +	Off	4 +	
15	4 +	1 (0.5) hippo	×××××	4 +	
16	4 +	4 (2) +	×××××	4 +	
17	4 +	×××××	Off	Hippo 0	

18		×××××	Off		
19	Hippo +	4 (3) +	0		
20		4 (4) +	.5 hippo		
21		0.5 (2.0) +	4 +		
22	2.5 = +	0.5 hippo 0	×××××		
23	pool	0.5 test	×××××		
24	4 +	×××××	4 +		
25	4 +	×××××	4 +		
26	4 +	4 +	+		
27		1 +	Hippo +		
28		4 (3.5) +	4 −		
29	4 +	0.5	×××××		
30	Pool	4 +	×××××		
31	4 +	×××××	4 +		
총 날짜	100%				
총 pts					

주: 0= 제공되지 않음, += 성공적으로 제공됨, −=제공이 거부됨

(기고: Brenda Scrimsher)

찾아보기

인 명

내 용

편집 발행인들에 대하여

Rebecca L. Haller (HTM)는 1978년 캔자스 주립대학교에서 원예치료 석사 학위를 받은 이후로 원예치료를 개업하고 가르쳐 왔다. 현재 콜로라도 주 덴버 시의 원예치료협회 이사인 Haller는 공동 연구회를 운영하며, 콜로라도 주립대학교와 제휴하여 원예치료 강좌를 가르치고 있으며, 새로운 프로그램 개발에 자문을 제공하고 있다. 덴버 식물원에서 원예치료 전문가 과정을 설계하고 가르쳤으며, 체험 정원을 운영하였고, 장애인을 위한 프로그램을 개발하였다. 또한 20년 이상 잘 운영되고 있는 콜로라도 주 글랜우드 스프링에서 발달장애를 가진 성인을 위한 직업 관련 원예치료 프로그램을 만들었다. 또한 미국원예치료협회의 회장, 간사 그리고 이사로 봉사해 왔다. 2005년에는 미국원예학회로부터 원예치료 상을 수상하였다. Haller는 *Horticulture as Therapy: Principles and Practice, Horticultural Therapy and the Older Adult Population, Towards a New Millennium in People-Plant Relationships, The Public Garden*에서 기사와 글을 집필했다. 그리고 미국 작업치료협회, 미국 치료 레크리에이션 협회, 미국원예학회의 회원이기도 하다.

Christine L. Kramer (BA)는 콜로라도 주 덴버의 원예치료협회의 원예치료 프로그램 코디네이터다. 그녀와 Rebecca L. Haller는 2002년 초에 협회를 공동 창립하였고, 미국 전역과 해외의 학생에게 공인된 원예치료 교육을 계속 제공해 왔다. 이전에는 덴버 식물원의 원예치료 프로그램에서 프로그램 코디네이터로 일했으며, 덴버의 메트로폴리탄 주립대학교에서 저널리즘 학사학위를 받았다. Kramer는 *OT Weekly, Mountain Plain and Garden, Green Thumb News, People-Plant Connection, AHTA News, GrowthPoint, The Community Gardener, Health and Gardens, Colorado Gardener, Our Sunday Visitor*를 포함하여 많은 저술을 하였고 여러 해 동안 덴버 가톨릭 신문의 기자로 일했으며, 전문 언론인학회, 가톨릭 언론협회, 콜로라도 언론협회로부터 저술상을 받았다.

기고자들

Pamela A. Catlin (HTR)는 1976년부터 원예치료 분야에서 일을 해 왔으며, 애리조나, 일리노이, 오리건 그리고 워싱턴 주에서 40개 이상의 원예치료 프로그램을 만드는 데 도움을 주어 왔다. 현재는 애리조나 주 프레스코트에 위치한 성인 보살핌 서비스의 원예치료 관리자이며 콜로라도 주 덴버 시의 원예치료협회 운영진이다.

Karen L. Kennedy (HTR)는 홀든 수목원(Holden Arboretum)의 안녕감 프로그램 관리자로, 여기에서 1986년부터 원예치료 프로그램을 실행해 왔다. 그 프로그램에는 전문가와 학생 인턴을 위한 훈련 과정이 포함되며, 만성질병, 외상의 뇌손상, 정신지체/발달장애를 가진 사람, 재활 중인 사람, 노인을 위한 치료적 서비스를 제공한다. 미국원예치료협회와 함께 활동적으로 일해 왔으며, 이사회의 이사, 전략 분야 관리자, 간사와 실무 팀에서 일해 왔다. Karen은 미국 원예협회로부터 Rhea Mccandliss 전문 서비스 상의 1994년 수상자였으며 지방과 전국의 전문가 회의에서 수많은 발표를 해 왔고 콜로라도 주 덴버 시의 원예치료협회 강사다.

Sarah G. Sieradzki는 작업치료사(OTR/L)로 드포 대학교에서 수학하였으며, 작업치료에서 학사학위로 1976년 인디애나 대학교를 졸업했다. 오하이

오 주에서 자격증을 받은 최초 200명의 작업치료사 중 한 명이었으며, 교육 분야에서 일했고, 1986년 이후로는 정신건강을 전문으로 다루어 왔다. 현재 직함은 클리블랜드 대학병원의 정신건강 작업치료 임상 전문의다. Sarah는 임상 감독자로서 최소 6개 대학의 학생들을 지도해 왔다. 1992년부터 Sarah는 원예치료 분야에서 활동적으로 교육과 경험을 쌓았고, 지역, 주, 전국의 회의에서 원예치료에 대해 열정적으로 강연을 해 왔다. 1999년부터 원예치료사인 Karen Kennedy와 함께 홀든 수목에서 원예치료 지지 집단을 함께 지도해 왔으며 최근에는 덴버의 원예치료협회에서 원예치료 자격증 프로그램을 완성했다.

역자 소개

최영애(崔永愛)

숙명여자대학교 가정대학 졸업

숙명여자대학교 교육대학원 유아교육 전공 교육학 석사

미국 Chicago DePaul University Montessori teacher basic training course 수료

미국 Huston University Constructive Education course 수료

건국대학교 농축대학원 원예치료 전공 농학 석사

단국대학교 대학원 원예치료 전공 원예치료학 박사

현 최영애 원예치료연구소장

단국대학교, 서울여자대학교, 서울교육대학교 출강

대한원예치료협회 회장

저서 및 역서: 원예치료(학지사, 2003), 도시농업(공저, 학지사, 2006),
치유의 풍경(공역, 학지사, 2010)

학술 논문: 「원예치료 실행에서 식물양육에 대한 이론적 모델」
「부모의 양육스트레스 경감을 위한 원예치료 프로그램
개발과 효과에 관한 연구」
「실행에서 찾아낸 원예치료의 평행적 주제들」 외 다수

홈페이지: www.choiyoungae.com

카페: 네이버 카페/대한원예치료협회

원예치료 방법

Horticultural Therapy Methods

2010년 8월 11일 1판 1쇄 인쇄
2010년 8월 16일 1판 1쇄 발행

편집자 • Rebecca L. Haller · Christine L. Kramer
옮긴이 • 최영애
펴낸이 • 김진환
펴낸곳 • (주) 학지사
121-837 서울특별시 마포구 서교동 352-29 마인드윌드빌딩 5층
대표전화 • 02)330-5114 팩스 • 02)324-2345
등록번호 • 제313-2006-000265호

홈페이지 • http://www.hakjisa.co.kr
커뮤니티 • http://cafe.naver.com/hakjisa

ISBN 978-89-6330-468-7 93180

정가 14,000원

역자와의 협약으로 인지는 생략합니다.
파본은 구입처에서 교환하여 드립니다.